心脏康复
扶阳导引养生功

主　编　李海霞

副主编　肖战说　徐丹萍　王　鑫

编　委　孙伯菊　许继宗　谢冬芳
　　　　于大远　石嘉恒　曾玉筱
　　　　航　天　国文文　于　欣
　　　　傅建平　赵丰润　梁　辰
　　　　彭秋伟　邹建华　赵志宏
　　　　林建国　杨新春　任菁钰

人民卫生出版社

图书在版编目（CIP）数据

心脏康复扶阳导引养生功 / 李海霞主编 . —北京：
人民卫生出版社，2020
ISBN 978-7-117-29307-5

Ⅰ. ①心… Ⅱ. ①李… Ⅲ. ①心脏病 – 中医学 – 康复
医学 Ⅳ. ①R259.4

中国版本图书馆 CIP 数据核字（2019）第 285251 号

| 人卫智网 | www.ipmph.com | 医学教育、学术、考试、健康，购书智慧智能综合服务平台 |
| 人卫官网 | www.pmph.com | 人卫官方资讯发布平台 |

版权所有，侵权必究！

心脏康复扶阳导引养生功

主　　编：李海霞
出版发行：人民卫生出版社（中继线 010-59780011）
地　　址：北京市朝阳区潘家园南里 19 号
邮　　编：100021
E - mail：pmph @ pmph.com
购书热线：010-59787592　010-59787584　010-65264830
印　　刷：三河市潮河印业有限公司
经　　销：新华书店
开　　本：710×1000　1/16　　印张：11
字　　数：180 千字
版　　次：2020 年 3 月第 1 版　2020 年 3 月第 1 版第 1 次印刷
标准书号：ISBN 978-7-117-29307-5
定　　价：78.00 元
打击盗版举报电话：010-59787491　E-mail：WQ @ pmph.com
质量问题联系电话：010-59787234　E-mail：zhiliang @ pmph.com

前言

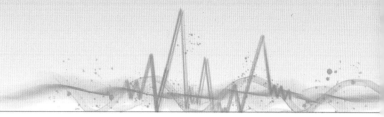

心脏康复在西方国家已有60多年的发展历史,国内心脏康复的开展始于20世纪80年代。近年来,我国心脏康复事业蓬勃发展,临床研究显示,合理的心脏康复可有效地改善生活质量,降低病死率、减少患者发生再住院率以及血运重建率。因此,发展心脏康复对于心血管疾病的防治具有良好的前景和优势。其中药物是心脏康复处方的基石,运动是心脏康复处方的核心。

中医认为阳气在人体中有着不可替代的作用,扶助阳气对于疾病的治疗和康复至关重要。导引符合动则生阳,喜则生阳,善则生阳的扶阳要领,是在中医理论指导下的运动康复疗法(包含心理疗法)。导引注重调和阴阳,阳主阴从,其运动方式为修复阳气的圆运动。扶阳导引与其他体育锻炼不同,强调动静结合,注重天人合一,注重调身、调心、调息,对预防和辅助治疗心血管疾病起到积极作用,在心脏疾病的康复治疗中具有优势。

需要说明的是,笔者依据中西医心脏康复工作实际,将心脏康复分期由1期、2期、3期细化为1期、1.5期、2期、2.5期、3期及3.5期,以便于更具针对性定制康复强度和计划。

本书图文结合,分步解说中医扶阳导引养生功如八段锦、大舞、太极拳、马王堆导引术等具体操作方法,同时特设动作错误提示,增加适应心脏病患者群体,目标群体明确,操作方法清晰,实用性强,适合心脏内科中医师临床指导患者参考使用。

作为扶阳的重要方法之一,在中医理论指导下的心脏康复运动疗法——导引,将是扶阳学说在心脏康复中运用的进一步完善。

本书在编写出版过程中,得到各位同道的大力支持和帮助,在此一并感谢!因编者学识所限,对书中不足之处,恳请各位批评指正。

编者

目录

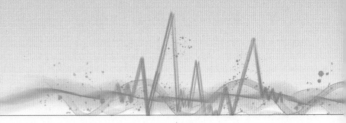

扶阳导引与心脏康复

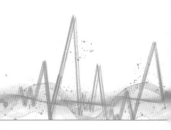

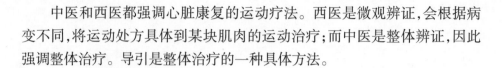

中医和西医都强调心脏康复的运动疗法。西医是微观辨证，会根据病变不同，将运动处方具体到某块肌肉的运动治疗；而中医是整体辨证，因此强调整体治疗。导引是整体治疗的一种具体方法。

一、中医导引术溯源

导引，意为"导气令和，引体令柔"，是一种结合导气和形体拉伸的自我锻炼方法。秦汉时期，导引术随着医学的进步有了发展。古人对人体各器官的结构和功能已经有了大体的了解。西汉时期，医学名著《黄帝内经》（简称《内经》）中"诸筋者，皆属于节""胸腹者，藏腹之郭也"已经对人体结构有了描述。

《内经》中总结了导引疗法的适应证有"痿、厥、寒、热"和"息积"，且在临床中常配合"按乔"（按摩）进行，还提到用烫药、导引配合来治疗筋病。东汉名医张仲景在《金匮要略》中提到了以"导引、吐纳、针灸、膏摩"治疗四肢"重滞"症。在保留了华佗部分佚文的《中藏经》中也指出："导引可逐客邪于关节""宜导引而不导引，则使人邪侵关节，固结难通"。汉代医家对导引疗病的认识逐步加深，导引疗法的使用范围也愈益扩大。

1974 年，湖南长沙马王堆 3 号汉墓出土的帛画《导引图》，有彩绘的 44 个各种人物做各类导引的形象。每个图像均为一种独立的导引术式，且图侧有简单的文字标出名目。这幅《导引图》体现了当时导引术式的多样性。从功能方面看，既有用于治病的，也有用于健身的。从肢体运动的形式看，既有立式导引，也有步式和坐式导引；既有徒手的导引，也有使用器械的导引，既有配合呼吸运动的导引，也有纯属肢体运动的导引，此外，还有大量模仿动物姿态的导引。当今体操中的一些基本动作，在《导引图》中大抵也能见到，也可以说这是我国迄今所发现的最早且完整的古代体操图样。

呵护自我健康的导引已经风行数千年，根据文献考证，隋以前诸多名医都兼修气功。医圣张仲景就是精通导引的专家，一代神医华佗更是五禽戏编创者之一，梁代名医陶弘景著《养性延命录》，在医学气功的研究方面取得很大成就。隋朝太医令巢元方所著的《诸病源候论》一书是继张仲景《伤寒杂病论》以来最重要医学著作之一。此书不同于前人之处在于，全书基本不涉及方药，只在每论末尾写上"其汤、熨、针、石，别有正方，补养宣导，今附于后"一笔带过。相反，全书共载"养生方"或"导引法"289 条，记载了 213 种具体方法。可以说巢元方是集此前数千年医学导引法成就之大成者。

二、导引的分类

导引按练功内容可以分为:性功、命功、性命双修功;从练功体态分站功、坐功、卧功、行功;从形体动静分静功、动功、动静相兼功;从练气的功用分硬气功、软气功(顺气);从气功渊源分医家功、道家功、儒家功、佛家功、武术气功;从练功对人体的作用分防治疾病功、强壮功、周天功、智能功。导引在历史上处于汉族民间流传的状态,并形成了医家、儒家、道家、佛家、武家等众多的流派。医家气功强调保健、延年,道家气功讲求性命双修。

三、导引的深层含义

《淮南鸿烈》中认为生命体系包含"神""形""气"三个层次要素,"气"是沟通"形"与"神"之间关系的桥梁。因此,"导引"似乎可以定义为:通过运用内向意识的运用,使身心健康优化的锻炼方法。其中包含有两层意思:

第一层意思是方法,即通过运用内向意识的运用。当然,导引的锻炼中除了运用意识之外,还包含有其他要素,包括形体的调整和呼吸的控制,这是导引与其他体育锻炼的主要差别。

第二层意思是方式,即强调个人自我锻炼。其实,古今导引无一不强调自我锻炼。在古代导引著作中,常用铅、汞比喻人在导引过程中元气和元精的结合。为防误解,特别指出了导引术语中的铅、汞不是普通的铅、汞。那么导引所指的"汞"和"铅"是什么呢? 张平叔在《悟真篇》中暗示说:这是家家有的东西,是元气——元精的暗喻,它就在自己身上,只要坚持练功,人人皆能有所得。

四、导引与体育锻炼的区别

导引和体育锻炼都是人类自我锻炼的方法,都具有强身健体的作用。导引功法,尤其是动功,是一种特殊的体育锻炼。如果去掉对意念、呼吸的特殊要求,则与体育锻炼中的体操无异,只是动作柔和缓慢而已。

体育锻炼着重"调身",即形体的锻炼,其"调息"的目的是在激烈的体育锻炼过程中得到充足的氧气供应,并不断地从体内排出二氧化碳,以保证大脑、肌肉所消耗的能量得到及时补充,从而保证体育竞技顺利进行。也就是说其目的在于使形体的锻炼得到充分的发挥。而"调心"也同样是为了保证形体运动的完美发挥。

导引与体育锻炼不同，导引的三要素中，"调心"起着主导作用，"调身"是顺利进行调心、调息的重要条件，"调息"则有助于体势的放松和精神的宁静。三者有机地结合起来，逐步达到导引入静状态，并在意识的主导下进行机体内部功能的自我调整和锻炼，通过特殊的心理过程来改变自身的生理状态，达到治病强身的目的。

相比西方体育锻炼，导引更强调人的心理状态对人体健康的影响，强调通过主动的自我精神活动来调整自身的生理活动。在导引入静状态下调动和培育人体的生理潜力，起到强身治病的作用。

导引是在入静状态下进行的呼吸均匀规则的运动，它的练习要点是松静自然，全身协调运动，呼吸柔和细缓。现代生理学证实，导引能使人体耗氧量降低，心率减缓，血压降低，从整体上提高身体素质，这与西方体育锻炼使呼吸加快，耗氧量增多，心率加快，血压升高，从而加快身体某些部分的新陈代谢，使形体按特定的要求完美发展等，有着很大区别。

五、扶阳理论与导引

中医讲"阳气者，精则养神，柔则养筋"，所以无论是体力，还是思虑都会损耗阳气，如果消耗过度，会成为致病因素。因此，阳气在人体中有着不可替代的作用，扶助阳气至关重要。阴阳两者，缺一不可，在生命活动中的作用，是有主次之分的。阴阳的平衡也不是简单的对等关系。阳气的主导作用不容置疑，"阳者阴之根""阳主而阴从""阳统乎阴"，阳对于阴有化生、主导和统摄的作用。阳气是生命活动的根本动力，如果阳气不足，人就会生病，失去健康，甚至失去生命。所以说"阳气者，若天与日，失其所则折寿而不彰"。

导引符合动则生阳，喜则生阳，善则生阳的规律。早运动、适度运动是提升身体阳气的好办法。阳气的生发有助于心脉的鼓动，从而使周身气血流通，达到使心脏病患者康复的目的。动则生阳，是指运动或活动能生发阳气。比如说，很多人有手足欠温的情况，这时如果活动一下肢体或参加一些体育运动，就会使阳气充实于四肢，感觉全身都温暖。喜则生阳，善则生阳是指气功可以调摄精神，以使精神调和，心情愉悦，达到生阳的目的。

扶阳学派创始人郑钦安（1824-1911），有医著《医理真传》《医法圆通》和《伤寒恒论》传于世。他在临床诊疗过程中以重视阳气、善用附子、干姜等辛热药著称，人誉"郑火神""姜附先生"。郑钦安的扶阳学派理论立根于《周易》及《黄帝内经》中对自然和人体的基本认识，效法于《伤寒论》的理法方药,形成了属于自己的个性化理论特征。目前,扶阳学派的影响日益剧增,进而成为了引领中医学界发展方向的一面旗帜。属于这个学派的现代著名医家就有李可、卢崇汉和刘力红等人。

创新必然是对传统的一种继承和完善,心脏康复理论的创新也需要像扶阳学派那样,把自己的根基牢牢地建立在中医基本理论之上,然后在中医理论框架之内进一步拓展与完善。未来的心脏康复发展,需要不断地壮大心脏康复队伍的规模,发展心脏康复的理论体系。我们有理由相信,心脏康复将为扶阳理论带来新的机遇,扶阳理论也必将在中西医结合心脏康复学科中大放异彩。而作为扶阳的重要方法之一,在中医理论指导下的心脏康复运动疗法——导引,其在心脏康复中的兴起正是扶阳学说在心脏康复中运用的进一步完善。

六、导引术在心脏康复治疗的优势

1. 导引的作用——动则生阳,动以引阳

早运动、适度运动对于心脏病患者来说是提升身体阳气的好办法。动则生阳,是指运动或活动能生发阳气。比如说,很多人有手足欠温的情况,这时如果活动一下肢体或参加一些体育运动,就会使阳气充实于四肢,感觉全身都温暖。喜则生阳是指导引可以调摄精神,使精神调和,心情愉悦,达到生阳的目的。

2. 导引注重动静结合,注重调身、调心、调息

生命虽然在于运动,但合理调节动与静,动养生和静养生相配合,是保护阳气、延长生命的关键。动与静是运动内容的和谐统一体,只强调生命在于运动,而忽视"生命在于静止",则不是全面、辩证的摄生观。导引是以动为主,动中练静的功法。动以养形、静以养神,动中有静、静中有动。"动中静"即在运动时要保持精神宁静的状态,要全神贯注;"静中动"就是要保持呼吸的自然和谐,只有动静结合,意、气、体三者紧密配合,才能炼精化气生神,内养脏腑气血,外壮筋骨皮肉。

强调三调,即调身、调心、调息,体现在内含松静,外示运动的锻炼过程中。即在心息调和的基础上再进行柔和而有规律的肢体活动。导引由三个部分组成,即肢体运动、呼吸锻炼、意念锻炼。其中,肢体运动包括肢体部分的伸屈、转动、俯仰、开合等,是有节奏、有规律的操作方法,在这些方法指导下的练习可以促进全身气血流畅,使各部分关节灵活和筋骨强健,以求全面

增强体质。

据现代医学理论,血液循环主要是受到神经系统的支配和调节。如在八段锦的练习中,通过"三调"能使人体进入放松入静状态,可通过调节自主神经的平衡,特别是降低交感神经系统的紧张度,使心率、心输出量和血压等得到适度的调整。此外,导引对改善人体末梢的血液循环十分有效。因此,练习导引术对预防和辅助治疗心血管的疾病具有积极的作用。

3. 导引注重天人合一

导引在思想上符合中医养生哲学理念,如其中对"气"的概念、"天人相应""形神合一"的生命整体观等内容的阐述。同样,导引也重视"天人合一",认为健身运动不能只着眼于身体本身,更要把人的整个运动与整个宇宙运转联系在一起,把人放在大环境之中,让自身的练习与天地运动相契合。"天人合一",在导引时是指人与自然、人与社会以及自我身心内外的和谐统一。导引充分体现了天人合一的整体观。人和自然界有着密不可分的联系,人的身体受气候、环境等因素的影响,导引练习时注重人与自然界的动态适应。社会环境与人的健康和疾病有着密切的关系,导引强调人要适应社会,它既可以提高人体的生理功能,又能调节人体的心理状态。导引在提高人体生理功能与心理功能方面是同时进行的,二者相互联系、相互制约。

4. 导引注重调和阴阳,阳主阴从

中医学以阴阳学说作为基本理论。阴阳学说的阴阳平衡观念来源于人们对自然现象的观察,是中国最早的哲学思想之一。《周易》提出"一阴一阳之谓道"即强调宇宙万事万物的运动关系皆为阴阳的对立统一关系。传统的养生理论把掌握阴阳变化规律,协调阴阳,以恢复机体原有的阴阳平衡的健康状态,作为最基本的指导原则。因此,导引行气,首先注重对阴阳平衡的调整,阴阳只有在处于相对平衡的状态时,才能按照阴阳互根、阴阳消长、阴阳转化的规律变化,这是导引者在导引时不可缺少的基本概念。掌握阳根于阴、阴根于阳、阳得阴则生、阴得阳则长,阳主阴从的理论,才会在练"气"时有意识地调整自己的功能状态,使练习达到良好的效果。

5. 导引包含心理疗法

导引包含心理疗法,但又与心理疗法有所区别。心理疗法一般是指医生用语言、表情、姿势、态度等,对觉醒状态下的患者进行说理、暗示治疗;或用一些特殊的诱导方法,使患者处于类似于睡眠的催眠状态,再对处于催眠状态下的患者进行暗示治疗,故患者始终是被动的。而导引的练习在心理

方面的特点是发挥患者的主观能动性,患者在医生指导下,通过自我锻炼加强自我控制能力,达到平衡心理,放松身心的效果。

《黄帝内经》言"得神者昌,失神者亡",健康的真正标准必须是形神俱健。在练习中,精神的松弛是形体松弛的基础和前提,而形体松弛则是精神松弛的深入和发展。在练习过程中肢体松弛自然,身心放松,既有利于机体内气血的自然运行,减少内、外环境对大脑皮质的干扰,又有利于诱导大脑入静,可以做到以意引气,气贯全身,以气养神,气血通畅,从而增强体质,促进患者的康复。研究者发现,经常练习导引术能够增强情绪的稳定性,缓解情绪的紧张,舒解身心的压力。运用此种方式长期积极主动地锻炼,可帮助患者的精神情志得到调整,减轻心理压力,保持心理健康。调身和调息可以使人体植物神经系统活动减弱,这是从生理角度来阐释导引调控情绪心理的作用机制。

6. 导引为修复阳气的圆运动

运,气之行而不息也。也就是说气按一定的规律周流不息,就是运。天地之气的上下交流是万物存在生长的基础,也是寒温暑热交替出现的原因。人与天地相应,人体内部的气运行不息也是人生存的必要条件,气运行如常与否直接关乎人体的健康,当气停止运行,那么人也就不在了。

中医的阴阳五行,乃宇宙造化的大气圆运动的物质。生物皆是秉受大气的圆运动而生的,大气中有阴阳五行,故人身亦有阴阳五行,大气中阴阳五行是圆运动着的,故人身中阴阳五行,亦是圆运动着的,人身独得大气阴阳五行圆运动之圆。运动圆为生理,运动不圆为病理,运动不圆以导引回复其圆为医理。

根据天人相应的整体观,一年之中,二十四节气亦是地球围绕太阳圆运动的时相节点。一日之中,太阳东升西落亦是一种圆运动。人体是一个小宇宙,万物顺应年的圆运动规律而春生夏长秋收冬藏,人们顺应日的圆运动规律而"日出而作,日落而息"。人体的圆运动若不能顺应大的圆运动规律即病。

导引术在身体运动的基础上促进了体内气的运行,因此,扶阳的效果更佳,因为气的运动本身就是阳气的运动,而导引的过程就是气在人体内的圆运动过程,故扶阳效果显而易见。十二经络之气的循行也是圆运动,方向为左升右降。其中阴经主降,阳经主升,阴经之升者,阴中有阳也,阳经之降者,阳中有阴也。导引分小周天和大周天,小周天就是任督二脉的圆运动,大周天是十二经脉的圆运动。十二经就包含了五脏六腑的精气。当人体内十二经的精气汇入任督二脉，当任督二脉精气充盈之后，自然就会百病不生。从整个人体的气机来看，右为阴道，左为阳道，左升右降，人体为阴，阴中藏阳，升降运动，以阳为主，经气平和，则运动自圆。五运六气，十二经的升降，皆是此意。

心脏康复的治疗从某种意义上讲就是养阳气的过程，而导引非常适合心脏病患者的康复治疗。因此，从导引的角度探索心脏康复模式是非常合理的。美国国立卫生研究院也极力推荐心脏病患者练习太极拳。哈佛医学院曾发表文章认为太极拳可以治疗冠心病，其强度相当于 3.5~4.5met 代谢当量。导引围绕人体意、气、形三个层面的辨证统一关系进行训练，包括"意与形""意与气""气与形"。其中，意与形的关系为"意动形随"，强调意识对技术动作的控制。中医运动疗法对于心脏病患者的康复，从未像西方运动康复理论那样，把人的精神、意识、呼吸等生命运动要素排斥在身体之外，体现了一种中医心脏康复理论中"整合"的思想。

古人强调运动强身，就是一方面运动要有节奏，"劳不使极""但觉极当息，息复为之"。另一方面要把"动功"和"静功"结合起来进行，动中有静，静中求动。调心的同时加入调息与调身，达到三调合一的效果。立式趋动，却不易入静；卧式趋静，却易阻滞气血的运行；坐式介于两者之间，可以使人意识趋静，又不至于昏沉，又可以保持意识的安静，能够使人对于自身本体的感受更加明晰。在我国古代导引术中，常常把调身与调心结合起来，八段锦中的八段，太极拳中的"用意"，易筋经中的"内壮"等，都强调"静中求动"。这种以静为主的导引对于调节身体功能有显著作用，甚至可以作为主动疗法治疗一些疾病。近年来，一些研究证明练习以静为主的导引可使患者心情平静，延缓疾病进程，减轻病痛困扰，临床使用可达到辅助治疗效果。

中医运动疗法演练时，动作具有圆活柔顺、沉着稳定的运动特点和心意慢运、肢体缓随的行功节奏，充分体现了低强度长时间阈值下的运动特点，它可避免大强度运动后给人体生理带来的各种负效应，以及短时间剧烈运动对心脏病患者的危险，有利于在节能的情况下均匀地提高机体的各种生理功能。由于这种低强度的运动特点极大地避免了临床心脏病患者在心脏运动康复过程中意外事件的发生，同时这种长时间阈值下的运动又使心脏病患者的运动强度得到保证，并使患者得到全身心的康复，是临床心脏康复中安全性和强度适宜性的共同体现。

图解扶阳导引养生功

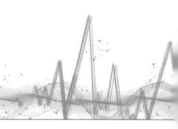

八段锦

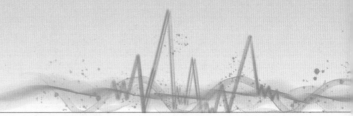

锦,指上等丝织品,在中国文化中代表着珍贵而又精美的饰物。八段锦,这一套动作优美、编排精练、祛病健身效果俱佳的导引功法,从古至今深受人们的喜爱。由于它由八组动作组成,故称之为八段锦。

"八段锦"据传由八仙中的汉钟离、吕洞宾画在石壁上,也有人说它是岳飞所创。考古工作者在长沙马王堆汉墓出土了两千年前的导引图,即马王堆导引图,共描绘了49个运动姿势,至少有四个与后来流传的八段锦中动作相似。学术界认为它与八段锦渊源密切。

《夷坚志》记载:"郑和七年,李似炬为起居郎……效方士熊经鸟伸之术,得之甚喜……常以夜半时起坐,嘘吸按摩,行所谓八段锦者……"宋代,八段锦有坐式和立式两种,立式八段锦形成了很多流派,得到广泛传播。清朝末年,人们把八段锦编成一个完整套路,并绘制图像、编歌诀概括八段锦的动作。此后,八段锦基本被固定下来。有历史传承、有功法理论、有真实健身效果的传统导引术就被定型了。

一、八段锦功法特点

八段锦是有氧运动,安全可靠,运动强度和编排符合运动生理学。功法特点体现在几个方面:

1. 柔和缓慢,圆活连贯

柔和——动作不僵不拘,轻松自如。

缓慢——身体重心平稳,轻飘徐缓。

圆活——动作带有弧形,不起棱角,节节贯穿,符合各关节自然弯曲。

连贯——动作的虚实变化和姿势的转换衔接,不僵不滞,速度均匀,无停顿断续之处。

2. 松紧结合,动静相兼

"松"是指精神和形体的放松。精神的松是解除心理和生理紧张的状态;形体上松是关节、肌肉及脏腑的松。松由内到外、由浅到深,意念、形体、呼吸轻松舒适。

紧——指练习中适当用力,体现在前一动作与下一动作之间,即套路中的"双手托天理三焦"的上托动作、"左右弯弓似射雕"的马步拉弓、"调理脾胃须单举"的单臂上举、"五劳七伤往后瞧"的转头旋臂、"摇头摆尾去心火"的马步、"两手攀足固肾腰"的两手向下摩运与攀足动作、"攒拳怒目增气力"的冲拳与抓握、"背后七颠百病消"的头向上顶,脚趾抓地与提肛动作。"紧"只在一瞬间,而松则要求贯穿始终。

"动"与"静"指身体外在表现。

动——在意念的引导下,动作轻灵活泼、节节贯穿。

静——练习中在动作节分处沉稳,在前面所讲八个动作的缓慢用力之处,外观上看要略停,但内劲不停,肌肉用力,保持牵引抻拉。

适当地用力和延长时间,使相应的部位受到刺激,提高锻炼效果。松紧结合、动静相兼是八段锦的主要特点。

3. 神与形合,气寓其中

神——指人体正常的精神状态和意识活动。

形——指人的形体运动。

神与形不可分割、相互联系、相互促进的一个整体。在练习时做到:意动形随、神形兼备。

气寓其中——精神的修养和形体的锻炼,可促进真气在体内的运行,强身健体。

二、八段锦适合心脏康复分期

1990 年美国心肺康复学会建议,将冠心病康复的不同发展阶段分为住院期、恢复期、持续发展维持期和维持期等四期。

住院期(1 期):急性心肌梗死发病后或心脏手术后住院阶段。主要康复内容为低水平体力活动和教育,一般为 1~2 周。

恢复期(2 期):出院后回家或在疗养院。主要康复内容为逐渐增加体力活动继续接受卫生宣教,以取得满意疗效,并经职业咨询恢复工作,一般为8~12 周。

持续发展维持期(监护阶段 3 期):将患者依临床情况分低危、中危、高危三个组别。其中,中、高度危险组列为必须监护和防止在康复过程中发生意外的重点对象,本期约持续 4~12 个月不等。

维持期(非监护 3 期):坚持冠心病的二级预防,进行合适的体育锻炼,是维持期康复疗效的主要内容。后以此分期用以评价心脏康复。

八段锦的运动量适中,动作刚柔相济,适当拉伸筋骨,能够极好地运动上肢经络和下肢经络,再配合呼吸吐纳,对于心脏康复有着较好的帮助。适合于心脏康复中的 1 期和 2 期康复患者。

三、动作讲解

 视频 1　八段锦演示

预备势

动作一:并步站立,两臂垂于体侧,目视前方。

动作二:左脚向左开步,与肩同宽。

动作三:两臂内旋,两侧摆起,与髋同高,掌心向后。

动作四:膝关节稍屈,两臂外旋,向前合抱于腹前,掌心向内,目视前方。

【动作要点】

预备势的动作要点:头上顶,下颏收,舌抵上腭,嘴唇轻闭;沉肩坠肘,腋下虚掩,腹部松沉;收髋敛臀,上体中正。

【错误与纠正】

易犯错误:抱球时,拇指上翘,其余四指朝向地面;塌腰、跪腿;八字脚。

正确做法:沉肩,垂肘,指尖相对,大拇指放平;收髋敛臀,命门穴放松;

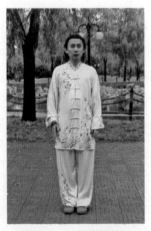

图 1-1　八段锦起势 1

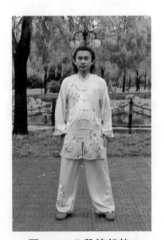

图 1-2　八段锦起势 2

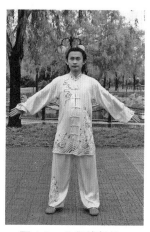
图 1-3　八段锦起势 3

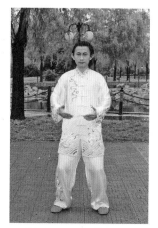
图 1-4　八段锦起势 4

膝关节不超脚尖。

【功法作用】

预备势的作用是:宁静心神,调整呼吸,内安五脏,端正身形,做好练功前的准备。

第一势:两手托天理三焦

动作一:两臂外旋微下落,两掌五指分开,掌心向上,目视前方。

动作二:两腿挺膝伸直,两掌上托,两臂内旋,向上托起,掌心向上,抬头,目视两掌。

动作三:两掌上托,同时,下颏内收,动作稍停。

动作四:膝关节微屈,两臂分别向下落,两掌捧于腹前,掌心向上,目视前方。

共做六次。

【动作要点】

上托要舒胸展体,略停,保持抻拉;两掌下落,松腰沉髋,沉肩坠肘,松腕舒指,上体中正。

【错误与纠正】

易犯错误:两掌上托时,抬头不够,上举时松懈断劲。

正确做法:两掌上托,舒胸展体缓慢用力,下颏先向上助力,配合两掌上撑,力在掌根。

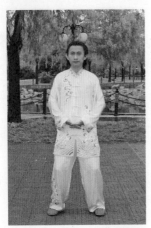
图 1-5 双手托天理三焦 1

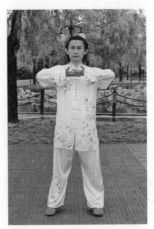
图 1-6 双手托天理三焦 2

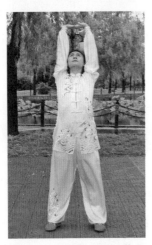
图 1-7 双手托天理三焦 3

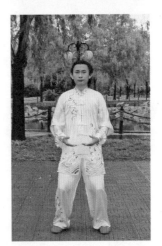
图 1-8 双手托天理三焦 4

【功法作用】

"三焦"根据中医:脐以下为"下焦",胸膈至脐为"中焦",胸膈以上为"上焦"。两手交叉上举,缓慢用力,保持抻拉,使"三焦"通畅,气血调和。拉长躯干与上肢各关节周围的肌肉、韧带及关节软组织,提高关节灵活性,防治肩部疾患、颈椎病。

第二势:左右开弓似射雕

动作一:重心右移,左脚向左开步,膝关节缓慢伸直;两掌向上,交叉胸前,左掌在外,目视前方。

动作二:右掌屈指,向右拉至肩前,左掌呈八字,左臂内旋,向左侧推出,与肩同高,两腿屈膝半蹲,成马步,目视左前方向。

动作三:重心右移,两手变自然掌,右手画弧,与肩同高,重心继续右移,左脚回收成站立,同时,两掌捧腹前,掌心向上,目视前方。

右式动作与左式相同,只是左右相反。

共做三次。做第三遍最后一动时,重心继续左移,右脚回收成开步站立,膝关节微屈,同时两掌下落,捧于腹前,目视前方。

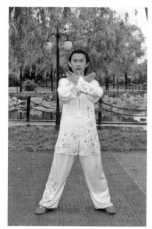 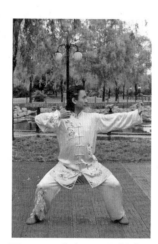 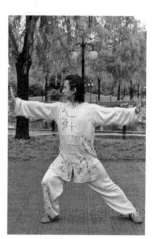

图 1-9　左右开弓似射雕 1　　　图 1-10　左右开弓似射雕 2　　　图 1-11　左右开弓似射雕 3

【动作要点】

侧拉之手五指并拢屈紧,肩臂放平,八字掌侧撑需沉肩坠肘,屈腕,竖指,掌心含空。

【错误与纠正】

易犯错误:端肩、弓腰、八字脚。

正确做法:沉肩坠肘,上体直立,脚跟外撑。

【功法作用】

展肩扩胸,刺激督脉和背部俞穴,调节手太阴肺经之气。有效增强下肢肌肉力量,提高平衡能力,提高手腕关节及指关节的灵活性,有利于矫正驼背、肩内收等一些不良姿势,从而预防肩、颈疾病。

第三势:调理脾胃须单举

动作一:两腿挺膝伸直,左掌上托,经面前上穿,臂内旋上举至头的左上方,右掌随臂内旋下按至右髋旁,指尖向前,动作略停。

动作二:两腿膝关节微屈,左臂屈肘外旋,左掌经面前下落于腹前,右臂外旋,右掌向上捧于腹前,目视前方。

右式动作与左式动作相同,但左右相反。

该式一左一右为一次,共做三次。做到第三次时,两腿膝关节微屈,右掌下按于右髋旁,指尖向前,目视前方。

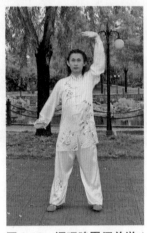 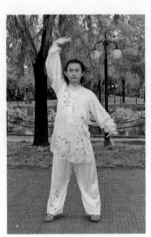

图 1-12　调理脾胃须单举 1　　　图 1-13　调理脾胃须单举 2

【动作要点】

舒胸展体、拔长腰脊、两肩松沉、上撑下按、力在掌根。

【错误与纠正】

易犯错误:手指方向不正,肘关节没有弯曲度。

正确做法:两掌放平,指尖摆正,力在掌根,对拉拔长。

【功法作用】

通过左右上肢一松一紧的上下对拉,牵拉腹腔,按摩中焦脾胃;同时,刺激位于胸胁部的相关经络以及背部俞穴;该式动作使脊柱内各椎骨间的小关节及小肌肉得到了锻炼,增强了脊柱的灵活性与稳定性,预防和治疗肩、颈疾病。

第四势　五劳七伤往后瞧

动作一:两腿挺膝,重心升起,两臂伸直,指尖向前,目视前方。

动作二:上动不停,两臂外旋,掌心向外,头向左后转,动作稍停,目视左斜后方。

动作三:膝关节微屈,两臂内旋按于髋旁,指尖向前,目视前方。

右式动作与左式相同,方向相反。

该式一左一右为一次,共做三次。做到第三次最后一动时,变两腿膝关节微屈,同时,两掌捧于腹前,目视前方。

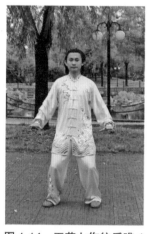 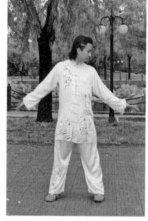 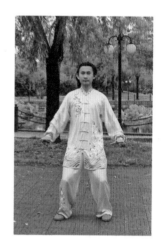

图 1-14　五劳七伤往后瞧 1　　　图 1-15　五劳七伤往后瞧 2　　　图 1-16　五劳七伤往后瞧 3

【动作要点】

头向上顶,肩向下沉,转头不转体,旋臂,两肩后张。

【错误与纠正】

易犯错误:上体后仰,转头又转体,转头与旋臂不充分。

正确做法:下颏内收,转头与旋臂幅度大些。

【功法作用】

"五劳"指心、肝、脾、肺、肾等五脏的劳损,"七伤"指喜、怒、悲、忧、恐、惊、思等七情伤害。通过上肢伸直外旋扭转的牵张,扩张牵拉胸腔、腹腔。"往后瞧",刺激颈部大椎穴,以及背部五脏六腑腧穴,防治"五劳七伤"。这一动作增加颈部及肩关节周围运动肌群的收缩力,及颈部运动幅度,活动眼肌,预防眼肌疲劳以及肩、颈与背部等疾患,改善颈部及脑部血液循环。

第五势:摇头摆尾去心火

动作一:重心左移,右脚向右开步,两掌上托,肘关节微屈,掌心向上,指尖相对,目视前方。

动作二:双腿屈膝半蹲,两臂向双侧下落,两掌扶于膝关节。

动作三:重心向上稍升起,之后重心右移,上体向右倾,俯身,目视右脚。

动作四:重心左移,上体由右向前、向左旋转,目视右脚。

动作五:重心右移,成马步,同时头向后摇,随之下颏微收,目视前方。

右式与左式动作相同,方向相反。

该式共做三次。做完后,重心左移,右脚回收成开步站立,双臂经两侧上举,掌心相对,两腿膝关节微屈,两掌下按至腹前,指尖相对,目视前方。

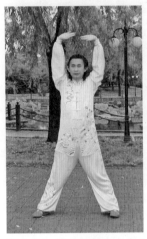 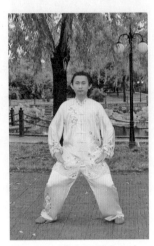 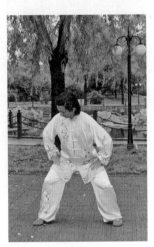

图 1-17　摇头摆尾去心火 1　　图 1-18　摇头摆尾去心火 2　　图 1-19　摇头摆尾去心火 3

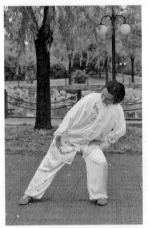 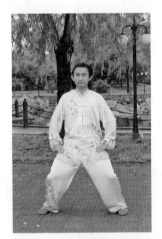

图 1-20　摇头摆尾去心火 4　　　图 1-21　摇头摆尾去心火 5

【动作要点】

马步下蹲要收髋敛臀,上体中正。摇转时,脖颈与尾闾要对拉伸长,速度要柔和缓慢,圆活连贯。

【错误与纠正】

易犯错误:摇转时颈部僵直,尾闾摇动不圆活,幅度小。

正确做法:上体右倾,尾闾左摆,上体前俯,尾闾向后画圆。上体不低于水平,使尾闾与颈部对拉拔长,加大旋转幅度。上体侧倾和向下俯身时下颏不有意内收或上扬,颈椎与肌肉尽量放松伸长。

【功理与作用】

心火——心经火旺的病症,属阳热内盛。

该式摆动尾闾,可刺激脊柱、督脉等,摇头,可刺激大椎穴,从而达到疏经泄热的效果。在练习过程中,脊柱腰段、颈段大幅度侧屈、环转及回旋,脊柱的头颈段、腰腹及臀、股部肌群参与收缩,增强颈、腰、髋的灵活性,发展了该部位的肌力。

第六势:两手攀足固肾腰

动作一:双腿挺膝站立,两掌指尖向前,两臂向前、向上举起,肘关节伸直,掌心向前,目视前方。

动作二:两臂屈肘,两掌下按,掌心向下,指尖相对。

动作三:两臂外旋,两掌心向上,两掌掌指顺腋下后插。

动作四:两掌心向内沿脊柱两侧向下摩运至臀部,上体前俯,沿腿后向下摩运,经脚两侧至于脚面,抬头目视前下方,动作略停。

动作五:两掌沿地前伸,手臂带动上体立起,肘关节伸直上举,掌心向前。

该式共做六次。六次后两腿膝关节微屈,两掌向前下按至腹前,掌心向下,指尖向前,目视前方。

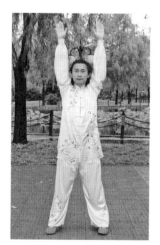 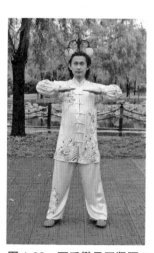 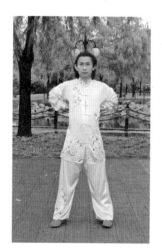

图 1-22　两手攀足固肾腰 1　　　图 1-23　两手攀足固肾腰 2　　　图 1-24　两手攀足固肾腰 3

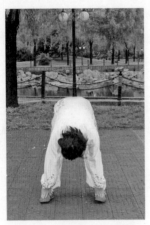

图 1-25　两手攀足固肾腰 4

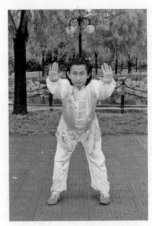

图 1-26　两手攀足固肾腰 5

【动作要点】

两掌向下摩运要适当用力,松腰、沉肩、两膝挺直,起身时手臂要主动上举,带动上体。

【错误与纠正】

易犯错误:两手向下摩运时膝关节弯曲、低头,向上起身时,起身在前,举臂在后。

正确做法:两手向下摩运时不要低头,膝关节伸直。向上起身时要以臂带身。

【功法作用】

通过前屈后伸刺激脊柱、督脉以及阳关、委中等穴,对防治生殖泌尿系统的慢性病,固肾、壮腰有极好的帮助。脊柱的前屈、后伸,可发展躯干、前后身躯脊柱肌群的力量与伸展性,腰部的肾、肾上腺、输尿管等器官的牵拉、按摩作用,改善其功能。

第七势:攒拳怒目增气力

动作一:重心右移,左脚开步,两腿半蹲,两掌握拳于腰侧,大拇指在内,拳眼向上,目视前方。

动作二:左拳向前冲出,与肩同高,拳眼向上,目视左拳。

动作三:左臂内旋,左拳变掌,虎口向下,目视左掌。

四动作:左臂外旋,肘关节微屈,左掌缠绕,掌心向上后握住,大拇指在内,目视左拳。

动作五:左拳曲肘回收至腰侧,拳眼向上,目视前方。

右式与左式动作同。

该式一左一右为一次，共做三次。三次后，左脚回收并步站立，两掌，垂于体侧，目视前方。

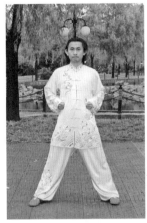
图 1-27　攒拳怒目增气力 1

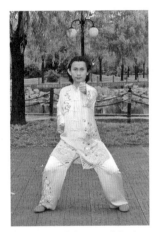
图 1-28　攒拳怒目增气力 2

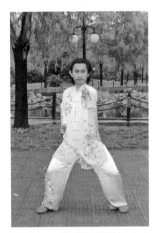
图 1-29　攒拳怒目增气力 3

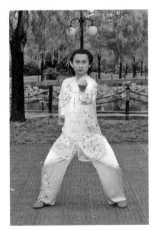
图 1-30　攒拳怒目增气力 4

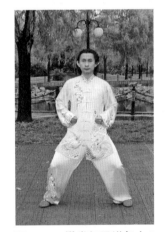
图 1-31　攒拳怒目增气力 5

【动作要点】

冲拳时怒目圆睁，脚趾抓地，拧腰瞬间，力达拳面。马步可根据腿部的力量灵活掌握。回收悬腕，五指用力抓握。

【错误与纠正】

易犯错误：冲拳时上体前俯、端肩、掀肘，回收时悬腕不明显，抓握无力。

正确做法：冲拳时小臂贴肋前送，头向上引，上体立直，肩部松沉，肘关节微屈,力达拳面。回收时先五指伸直,充分悬腕,再屈指用力抓握。

【功法作用】

该式动作怒目瞪眼可刺激肝经,使肝血充盈,肝气疏泄;两腿下蹲、脚趾抓地、双手攥拳、悬腕、手指逐节强力抓握等,可刺激手、足、三阴、三阳经脉和督脉,使全身肌肉、筋脉,受到刺激,有助于使全身筋肉坚实有力,增加气力。

第八势:背后七颠百病消

动作一:两脚跟提起,头上顶,动作稍停,目视前方。

动作二:两脚跟下落,轻震地面。

一起一落为一次,共做七次。

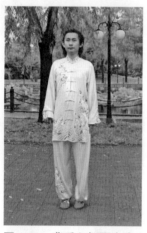 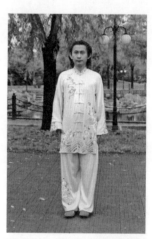

图 1-32　背后七颠百病消 1　　　　图 1-33　背后七颠百病消 2

【动作要点】

上提脚趾抓地,脚跟尽力抬起,双腿并拢,百会上顶,略有停顿。脚跟下落时轻轻下震,沉肩、舒臂、周身放松。

【错误与纠正】

易犯错误:上提时端肩。

正确做法:脚趾抓住地面,两腿并拢,提肛收腹,肩向下沉,百会穴上顶。

【功法作用】

脚十趾抓地可刺激足部有关经脉,颠足可刺激脊柱与督脉,颠足而立可发展小腿后肌群肌力,拉长足底韧带,提高平衡能力。落地震动可轻度刺激下肢及脊柱个关节内外结构,使肌肉得到放松复位,解除肌肉紧张。

收势

动作一：两臂内旋向两侧摆起，与髋同高，掌心向后，目视前方。

动作二：上动不停，两臂屈肘，两掌相叠于腹部，男性左手在里，女性右手在里。

动作三：两臂垂于体侧。

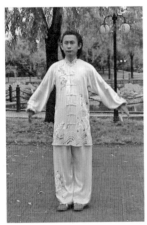 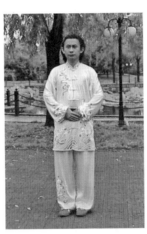 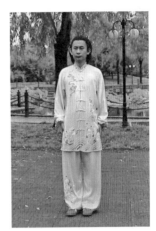

图 1-34　收势 1　　　　　图 1-35　收势 2　　　　　图 1-36　收势 3

【动作要点】

两掌内外劳宫相叠于丹田，周身放松，气沉丹田。注意，体态安详。

【功法作用】

气息归元，整理肢体，进一步巩固练功的效果，恢复到练功前的状态。

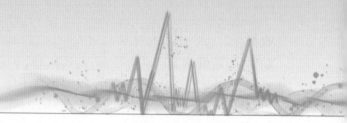

十二段锦

坐式八段锦又名十二段锦。十二段锦为健身气功管理中心组织编创的新功法,该功法继承了原功法的精髓,加强颈、肩、腰、腿部运动,按照头部、颈部、肩部、背部、腰部、上肢、下肢、胸腹部顺序进行锻炼的坐式功法。其集修身养性于一体,动作优美,衔接流畅,简单易学,安全可靠,适合于不同患者习练,具有祛病强身的功效。

该功法见于明代朱权《活人心法》,名"八段锦导引法";冷谦《修龄要旨》称为"八段锦法",但内容与一般的"八段锦"有很大的不同。清代徐文弼《寿世传真》中易名为"十二段锦"。"十二段锦"功法简单,但健身益寿,抗老防衰。

一、功法特点

1. 疾病调理

十二段锦特别适合慢性、虚弱性疾病者的调摄,有助于冠心病、肺气肿等患者的康复。

2. 养生

十二段锦又称"坐式八段锦",是古代养生方法中的代表,受明、清医学家、养生家的推崇,吸收了传统文化的精华,将医疗、运动、养生结合起来,以完善生命状态为基本目标,通过自我运动、锻炼,来达到身、心的和谐。十二段锦的思想,系统反映了中国传统养生道法自然、内外兼修的原则,对于放松身心有良好作用。

该功法由十二段动作组成,动静结合。静功包括入静、冥想等,动功包括坐式运用和自我按摩。呼吸、导引、意念配合,动作柔和、自然、顺畅,形神兼备。十二段锦动作简单明了,适合不同年龄的人锻炼,可有效地增进身体健康,达到防病强身的作用。

二、坐式八段锦的康复原理

《闲情偶寄·颐养》曰:"益寿之方,全凭导引;安生之计,惟赖坐功。""坐"

一指身体基本垂直,并靠在臀部或大腿上,或两者给予支持保持平衡的姿势;二曰"双膝着地谓坐"。《左传》亦有"坐行""膝行"描述。凡坐式,强调的是操作者臀部有所依托,可以表达为强调坐骨结节应当作为重要的人体体重的支撑点。"坐如钟"可使形体舒适安静,达到外静而内动,在意识调控下,人体三阴三阳经形成循环,使人体的会阴与脐部发热,起到滋养人体肾经经脉的效果,机体内部气血循环周流。当人体正中线与地面垂直时,坐式最为稳定。坐时应尽量保持较小的脊柱前倾角,以减小脊柱周围肌肉及软组织的负荷,减缓肌肉疲劳并预防腰部的软组织疾病。采取坐式功法时应保持前后左右与上下的平衡,以保持颈、腰椎的生物力学稳定。《遵生八笺》所载调身功法多采取盘坐式中的自然盘,盘坐时尽量使膝关节下落,将腰背挺直,以达到"拔背"的效果。坐式八段锦用于心脏康复中,因为其运动量较小,适合心衰较重的患者。

三、坐式八段锦适应于心脏康复分期

心脏康复 1 期、1.5 期心脏康复患者,等病情缓解可以继续练习立式八段锦。

四、动作讲解

 视频 2-1　十二段锦演示(预备势至摇转辘轳)

预备势

动作一:双脚站立,两臂垂体侧,立身中正;右膝微屈,左脚后撤步、前脚掌点地;目视前方。

动作二:屈膝下蹲,五指撑地,两肘微屈,上体稍前倾,目视前下方。

动作三:右脚插至左小腿左下,脚外侧着地;目视前下方。

动作四:上动不停,重心左移,正身盘坐;掌扶于两膝内侧;目视前方。

【动作要点】

速度均匀,身体平稳,正身端坐。

【功法作用】

协调四肢,端正身型,调整呼吸,安定心神。

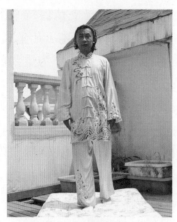

图 2-1 预备势 1

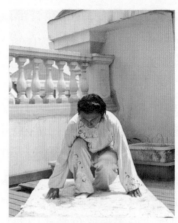

图 2-2 预备势 2

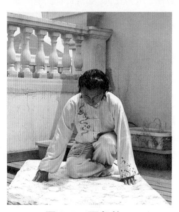

图 2-3 预备势 3

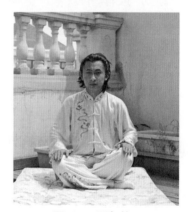

图 2-4 预备势 4

第一势 冥心握固

动作一：接上动，两掌向体前 45° 前伸，两臂外旋向斜上方举起，肘关节微屈；随之抬头，目视前上方。

动作二：下颏内收，两臂内旋，掌下落至前平举，掌心向下；目视前方。

动作三：两掌由身前下按，两手拇指抵无名指根节握固，置于两膝；双目垂帘。

【动作要点】

两臂上举，舒胸展体，两掌下按，立项竖脊，百会虚领。

【功法作用】

冥心净化大脑，颐养身心，使心气归一，启动气机；握固可以镇惊守魄，疏肝理肺。

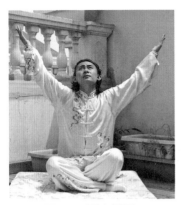

图 2-5　冥心握固 1

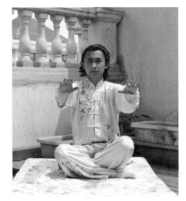

图 2-6　冥心握固 2

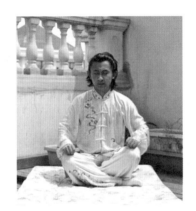

图 2-7　冥心握固 3

对心悸、失眠、头昏、乏力、神经衰弱等有一定的作用。

第二势　叩齿鸣鼓

动作一：两拳变掌经腰间，两臂内旋向体侧平举，当与肩同高时，两臂外旋，掌心向前；目视前方。

动作二：两臂屈肘，两掌变通天指，中指掩实耳孔；叩齿 36 次；目视前下方。两中指拔耳（即拔离耳孔）；目视前下方。

动作三：手心按实耳孔，十指轻扶后脑，指腹位于枕骨粗隆，两手示指分别放在两手中指上，示指弹击后脑 24 次；目视前下方。

动作四：两手拔耳，随之前伸按于腹，掌心向下；目视前方。

【动作要点】

叩齿鸣鼓需掩实耳孔，静听默数；叩齿宜轻，略带咬劲，嘴唇轻闭。鼻吸鼻呼；鸣鼓示指要有弹力。

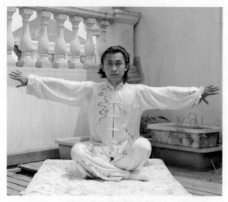
图 2-8　叩齿鸣鼓 1

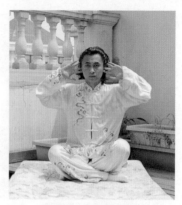
图 2-9　叩齿鸣鼓 2

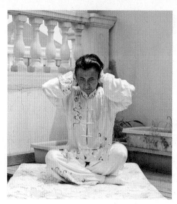
图 2-10　叩齿鸣鼓 3

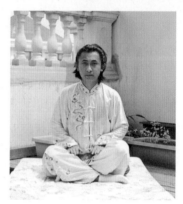
图 2-11　叩齿鸣鼓 4

【功法作用】

叩齿可坚固牙齿。鸣鼓可醒脑集神,聪耳明目。

第三势　微撼天柱

动作一:上体左转约 45°,两臂内旋成侧平举,掌心朝后;目视左掌。

动作二:上体向右转正;两臂外旋平举,两掌抱于体前,左掌在上,掌心相对;目视前方。

动作三:上动不停,左掌下按,两掌合于腹前;目视前方。

动作四:头向左转;两掌向右移至右大腿内侧;目视左侧。

动作五:左肩下沉,左掌根向下压右掌;向上抬头,稍停;目视左上方。

动作六:下颏内收,上体右转约 45°;两臂内旋成侧平举,掌心向后;目视右掌。

动作七至动作十:同第二个动作至第五个动作,唯左右相反。

本势一左一右为一遍，共做三遍。第三遍最后一动时，下颏内收，头向左转正；两掌稍后移，随之两臂屈肘收于腰侧，虎口向上；目视前方。

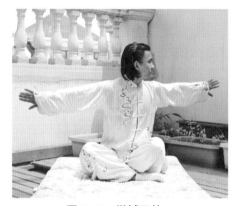

图 2-12　微撼天柱 1

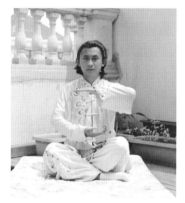

图 2-13　微撼天柱 2

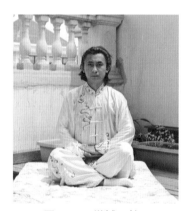

图 2-14　微撼天柱 3

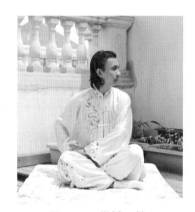

图 2-15　微撼天柱 4

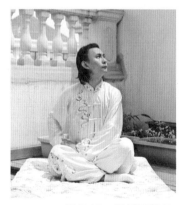

图 2-16　微撼天柱 5

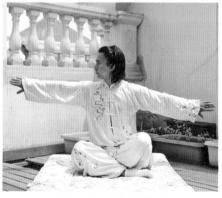

图 2-17　微撼天柱 6

【动作要点】

以腰带臂,沉肩、立身。

转头时,上体不动,竖项;抬头时,下颏用力。颈项不可松懈断劲。

【功法作用】

撼动天柱可刺激大椎穴,调节手足三阳经和督脉。

转头、转腰、旋臂、沉肩可锻炼脊柱,防治颈、肩、腰部位疾病。

第四势　掌抱昆仑

动作一:两肩后展,随之两掌前伸,直臂上举;目视前方。

动作二:上动不停,两臂屈肘,十指交叉抱于脑后;目视前方。

动作三:上体左转45°;目视左前方。

动作四:两掌抱头不动,上体右倾抻拉左胁肋部;目视左斜上方。

动作五:上体竖直;目视左前方。

动作六:上体向右转正;目视前方。

动作七至动作十:同第三个动作至第六个动作,唯左右相反。

动作十一:头向上抬起,与颈部争力;目视前上方。

动作十二:向前合肘,随之下颏内收,双掌抱头下按;目视腹部。

动作十三:双掌分开贴两颊下移,掌根贴下颌;抬头目视前方。

动作十四:上动不停,抬头,双掌上托下颌;目视上方。

动作十五:下颏内收,颈部竖直;双掌下按至腹前时,臂外旋变指尖向前收于腰间;目视前方。

本势共做三遍。最后一动时,双掌按至腹前后握拳抱于腰间;目视前方。

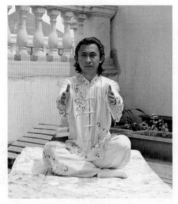
图 2-18　掌抱昆仑 1

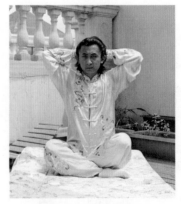
图 2-19　掌抱昆仑 2

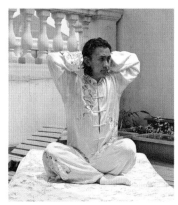

图 2-20　掌抱昆仑 3

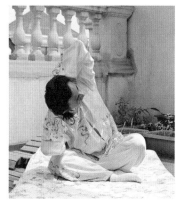

图 2-21　掌抱昆仑 4

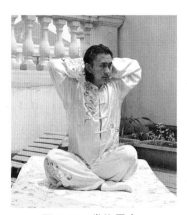

图 2-22　掌抱昆仑 5

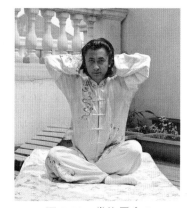

图 2-23　掌抱昆仑 6

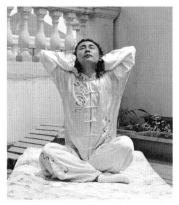

图 2-24　掌抱昆仑 11

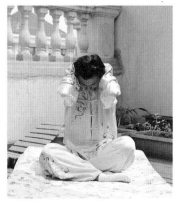

图 2-25　掌抱昆仑 12

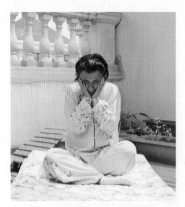

图 2-26　掌抱昆仑 13

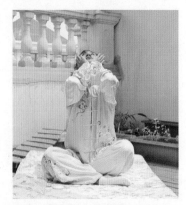

图 2-27　掌抱昆仑 14

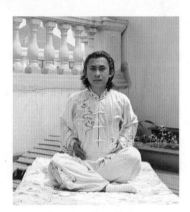

图 2-28　掌抱昆仑 15

【动作要点】

抱头转体,展开肩、肘;左右侧倾身,异侧肘充分上抬,抻拉胁肋部。

低头时,立身,收紧下颏;抬头时,挺胸塌腰。

【功法作用】

上举,则"三焦"通畅。左右侧倾刺激肝经、胆经,疏肝利胆。

两手抱头下拉刺激督脉、膀胱经和背腧穴,调理脏腑;两手上托刺激大椎。

第五势　摇转辘轳

动作一:两拳后移于腰后肾俞穴处,拳心向后;目视前方。

动作二:上体左转约 45°;左拳屈腕上提至左肩前;目视左拳。

动作三:上动不停,上体右转,向左侧倾;同时,左腕上翘向左前方约 45°前伸,肘关节微屈;目视左拳。

动作四：上动不停,上体左转立起;左拳回拉收至腰间,屈腕拳心向后;目视左拳。

动作二至动作四连续做六遍,即左摇转辘轳。第六遍结束,上体向右转,左拳收至腰后肾俞穴处,拳心向后;目视前方。

动作五至动作七：同动作二至动作四,唯左右相反,右摇转辘轳。第六遍结束,上体向左转正,右拳收至腰后肾俞穴处,拳心向后;目视前方。

动作八：展肩扩胸,向上提肩,再向前合肩含胸、沉肩;目视前下方。如此共向前绕肩六遍,第六遍结束后,还原成正身端坐。

动作九：反方向向后绕动双肩六遍。结束后,还原成正身端坐。

动作十：两拳变掌,指尖向下,虎口贴肋上提置于肩上,沉肩坠肘;目视前方。

动作十一：两手不动,上体左转;以肩为轴,右臂前摆,左臂后摆;目视前下方。

动作十二：上动不停,上体向右转正,两臂继续上摆,肘尖向上;目视前下方。

动作十三：上动不停,上体向右转;左臂前摆,右臂后摆;目视前下方。

动作十四：上动不停,上体向左转正,两臂下落,肘尖向下;目视前下方。

动作十一至动作十四,前后交叉绕肩六遍。

动作十五至动作十八：同动作十一至动作十四,连续前后交叉绕肩六遍,唯左右相反。

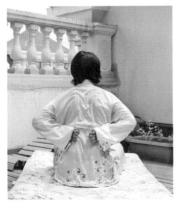

图 2-29　摇转辘轳 1

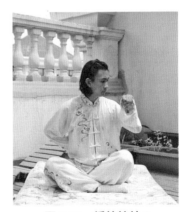

图 2-30　摇转辘轳 2

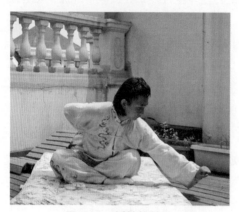

图 2-31　摇转辘轳 3

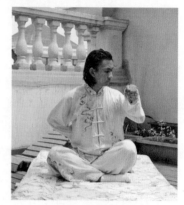

图 2-32　摇转辘轳 4

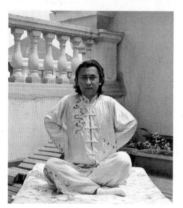

图 2-33　摇转辘轳 8

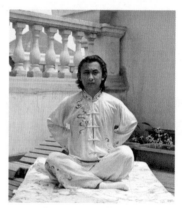

图 2-34　摇转辘轳 9

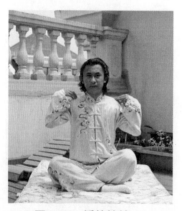

图 2-35　摇转辘轳 10

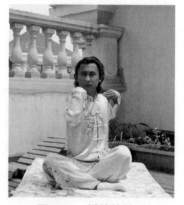

图 2-36　摇转辘轳 11

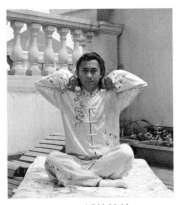

图 2-37　摇转辘轳 12

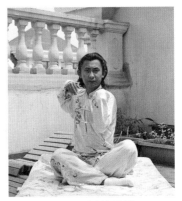

图 2-38　摇转辘轳 13

【动作要点】

单摇:臂前送时,转腰、顺肩、坐腕;臂回拉时,屈肘、提腕。

双摇:示指根节点揉肾俞穴,绕肩要圆活连续。

交叉摇:以腰带臂绕立圆,两肘前后摆起要一致。

【功法作用】

动作可刺激手三阴三阳经、督脉、膀胱经、肾俞穴,畅通心肺、益肾助阳、强壮腰肾,防治肩部与颈椎疾患。

第六势　托天按顶

视频 2-2　十二段锦演示(托天按顶至摇身晃海)

动作一:接上动,两肘上提与肩平;目视前方。

动作二:上动不停,两手虎口贴肋下插至髋关节处;目视前下方。

动作三:上动不停,两臂外旋,两掌心贴大腿外侧至膝关节处向上托膝;目视前下方。

动作四:上动不停,右腿前伸,脚尖向上,膝关节微屈;目视右脚。

动作五:左脚前伸,两腿伸直,脚尖向上;两手扶于膝关节上;目视脚尖。

动作六:上动不停,两臂外旋,两掌收至腹前,指尖相对,掌心向上,随之十指交叉;目视前下方。

动作七:上动不停,双手上托至胸部,随之臂内旋,翻掌直臂上托;膝关节挺直,脚面绷平;目视前下方。

动作八:沉肩屈肘,双掌心翻转向下落至头顶,双手稍用力下压;同时双

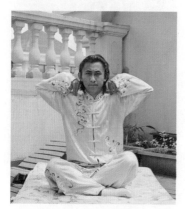

图 2-39　托天按顶 1

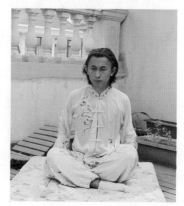

图 2-40　托天按顶 2

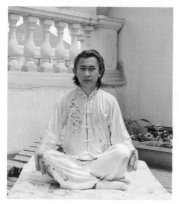

图 2-41　托天按顶 3

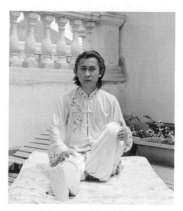

图 2-42　托天按顶 4

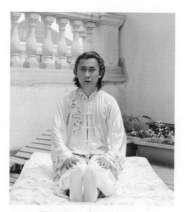

图 2-43　托天按顶 5

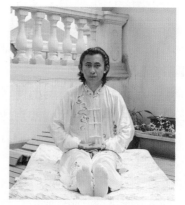

图 2-44　托天按顶 6

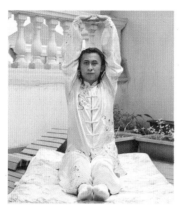

图 2-45　托天按顶 7

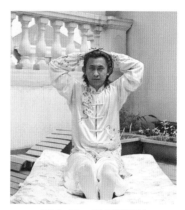

图 2-46　托天按顶 8

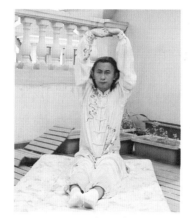

图 2-47　托天按顶 9

脚尖向上勾紧;目视前下方。

　　动作九:双臂内旋,双掌心翻转向上,直臂上托;膝关节挺直,脚面绷平;目视前下方。

　　共做九遍。第九遍最后一动时同第八个动作。

　　【动作要点】

　　双掌上托,躯干与臂保持垂直,伸展腰臂,抻拉两胁,挺膝,脚面绷平。

　　双掌下按时,立腰,头向上顶,挺膝,勾紧脚尖。

　　【功法作用】

　　伸脚、勾脚可刺激足三阴三阳经,疏通经脉,促进气血运行。向上抻拉脊柱、两胁和肩颈部,调理三焦,疏肝利胆,防治肩颈疾病。

第七势　俯身攀足

动作一：接上动,双手分开上举,掌心相对;踝关节放松,脚尖向上;目视前方。

动作二：上动不停,上体前俯不超过45°;两手前伸抓握脚掌,拇指压于脚面;目视脚尖。

动作三：两手回搬,脚尖勾紧;挺膝、塌腰、抬头;目视上方。

动作四：双腿与腰脊保持抻拉姿势不变;下颏内收,抻拉脖颈,动作稍停;目视膝关节。

动作五：上体立起,颈部竖直;双手松开,手心向下,沿腿上屈肘回收,经腰子间直臂后伸,掌心向后;目视前方。

动作六：上动不停,前俯不超过45°;两臂外旋,两掌前摆抓握脚掌,目视脚尖。

动作七、动作八：同动作三、动作四。

重复动作五至动作八四遍,共做六遍。六遍结束后,上体立起,颈部竖直;双手松开扶于膝关节处;目视前下方。

动作九：左臂外旋,掌心向上,向右画弧;右掌掌心向下,从左臂上方向左画弧,两臂合于前;目视右掌。

动作十：上动不停,左臂内旋,左掌按于大腿根部;上体前俯,右臂内旋,右掌反手搬握左脚掌;目视左脚。

动作十一：上体立起,膝关节稍屈,左腿屈膝,右手搬左脚置于右大腿下方;目视下方。

动作十二：右臂外旋,右掌心朝上向左画弧;左掌从右臂上方向右平行画弧,两臂合腹前;目视左掌。

动作十三：右臂内旋,右掌按于右大腿根部;上体前俯,左臂内旋,左掌前伸反手搬握右脚掌;目视右脚。

动作十四：上动不停,上体立起,左膝稍上抬;右腿屈膝,左手搬握右脚经左膝外侧置于左大腿下方;目视左下方。

动作十五：上动不停,正身端坐;左掌收于左大腿根部;目视前下方。

【动作要点】

挺胸、塌腰、膝关节伸直,脚尖勾紧。抬头时,下颏主动向上用劲;下颏内收时,颈部向上伸展。

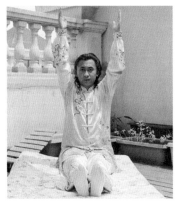

图 2-48　俯身攀足 1

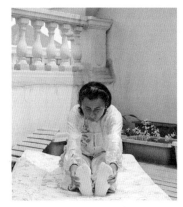

图 2-49　俯身攀足 2

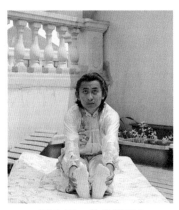

图 2-50　俯身攀足 3

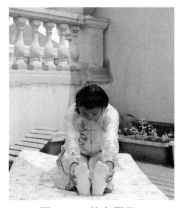

图 2-51　俯身攀足 4

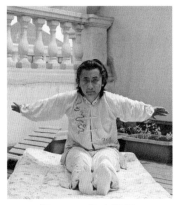

图 2-52　俯身攀足 5

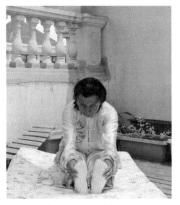

图 2-53　俯身攀足 6

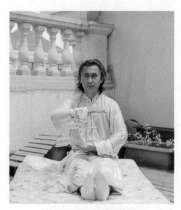

图 2-54　俯身攀足 9

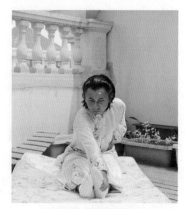

图 2-55　俯身攀足 10

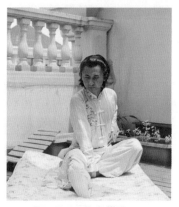

图 2-56　俯身攀足 11

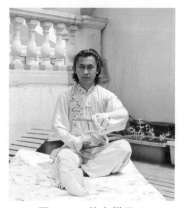

图 2-57　俯身攀足 12

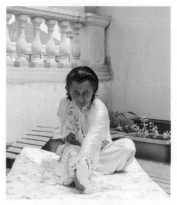

图 2-58　俯身攀足 13

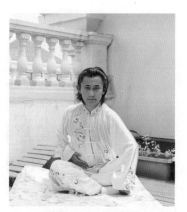

图 2-59　俯身攀足 14

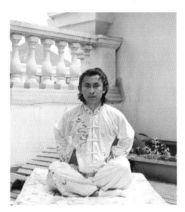

图 2-60 俯身攀足 15

【功法作用】

刺激任脉、督脉、带脉等多条经络,锻炼脊柱、颈椎和腰背部肌肉。

现代医学认为锻炼腰脊刺激脊髓神经和自主神经,对治疗脑疾和开发大脑智力有一定效果;双腿伸直平坐勾脚尖能伸展马尾神经,可缓解肌肉疼痛。

第八势 背擦精门

动作一:上体前俯;双掌后伸,掌心向上;目视下方。

动作二:双掌向体侧平摆,掌心向下;目视前下方。

动作三:上动不停,上体立起;双臂外旋,双掌弧形前摆成前平举,掌心向下;目视前方。

动作四:上动不停,双臂屈肘合掌于胸前,指尖向上;目视前下方。

动作五:上动不停,双掌合紧,拧翻落于腹前,左手在上;目视前下方。

动作六:上动不停,双掌合紧,稍向上抬起,继续拧翻落于腹前,右手在上;目视前下方。

动作五、动作六左右手上下拧转翻落再做七遍,共九遍。第九遍左手在上。

动作七:左臂外旋,右臂内旋,双手贴腹部两侧向后摩运至后腰处,转手指向下;目视前下方。

动作八:双掌贴住后腰,做上下连续摩擦动作;目视前下方。此动一下一上为一遍,共做二十四遍。

【动作要点】

搓手,闭气,掌压紧,搓热。背摩时,五指并拢,掌心含空,上轻下重,速度适中。

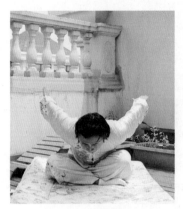

图 2-61　背擦精门 1

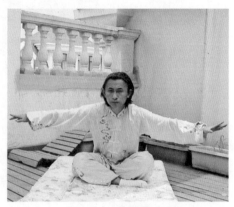

图 2-62　背擦精门 2

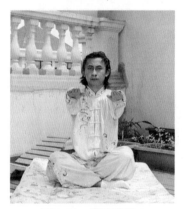

图 2-63　背擦精门 3

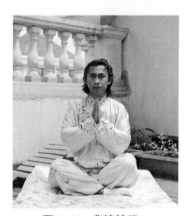

图 2-64　背擦精门 4

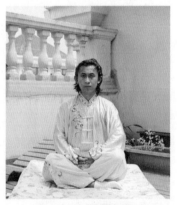

图 2-65　背擦精门 5

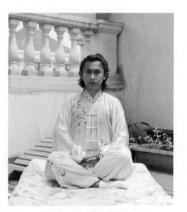

图 2-66　背擦精门 6

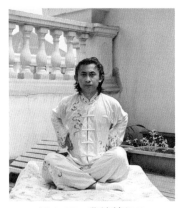

图 2-67　背擦精门 7

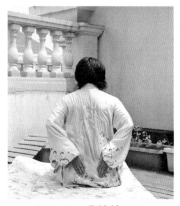

图 2-68　背擦精门 8

【功法作用】

摩擦肾俞、腰眼温通经络,补肾益气,防治腰痛、下肢无力、阳痿、痛经。

第九势　前抚脘腹

动作一:接上动,双掌稍向上提,转掌指向前,贴肋前摩至乳下,指尖相对;目视前下方。

动作二:上动不停,转指尖向下顺腹前向下摩运;目视前下方。

动作三:上动不停,双掌向两侧摩运,转指尖斜相对;目视前下方。

动作四:上动不停,双掌转指尖斜向下沿胁肋部向上摩运,指尖相对置于乳下;目视前下方。

本势共做六遍。第六遍最后一动时,双掌沿腹前继续向下摩运,转指尖向下;目视前下方。接着再由下向上做反方向摩运六遍。第六遍最后一动时,双掌置于胁肋部,指尖相对。

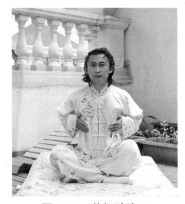

图 2-69　前抚脘腹 1

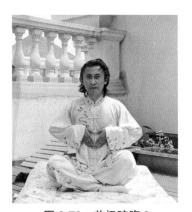

图 2-70　前抚脘腹 2

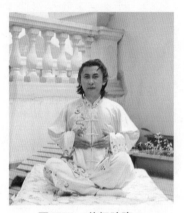

图 2-71　前抚脘腹 3

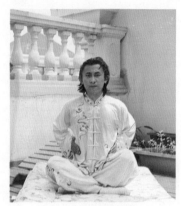

图 2-72　前抚脘腹 4

【动作要点】

向上摩擦时,吸气、收腹、提肛;向下摩擦时,呼气、松腹、松肛。速度均匀,用力适度。

【功法作用】

通过按摩,可调和气血,疏通经络,促进腹腔脏器的血液循环。

疏肝理气,调理脾胃,改善消化、泌尿生殖系统功能。

第十势　温煦脐轮

动作一:双掌叠于肚脐处,左掌在里;双眼垂帘,意守肚脐 2~5 分钟。

动作二:双眼睁开;双掌做顺时针摩腹三周,接着再做逆时针摩腹三周;目视前下方。

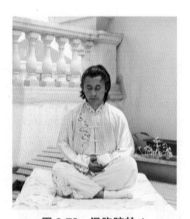

图 2-73　温煦脐轮 1

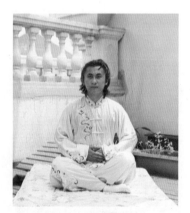

图 2-74　温煦脐轮 2

【动作要点】

意想脐轮有温热感,用意要轻,采用呼吸法,身体保持中正安舒。

揉按腹部时,劳宫对准肚脐,柔和缓慢,呼吸自然。

【功法作用】

中医理论认为:肚脐为人体生命之根,称为"神阙"。意守脐轮,可养气安神、固本培元,促进心肾相交、调节阴阳平衡,使大脑得到充分休息,情绪得到改善。

揉按腹部,疏通经络、调和气血,避免出现气结现象。

第十一势　摇身晃海

动作一:接上动,双掌分开前伸扶于膝上;目视前方。

动作二:双眼垂帘,上体左倾顺时针绕转六圈。第六圈结束后继续绕至体前,立身端坐。

动作三:上体右倾逆时针绕转六圈。第六圈结束后继续绕至体前,立身端坐。

两眼睁开,目视前方。

【动作要点】

上体绕转时,竖脊、收下颌,速度均匀,圆活连贯。幅度不宜过大,两膝不抬。内视海底,引气归原。

【功法作用】

会阴穴,位于前后阴之间。阴跷脉循行于此,脉在尾闾前阴囊下,此脉一动,诸脉皆通。

本势内视海底,可畅通任督二脉,调和气血,引气归原。

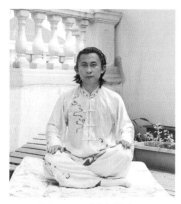

图 2-75　摇身晃海 1

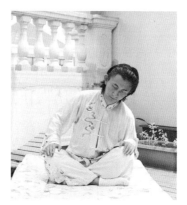

图 2-76　摇身晃海 2

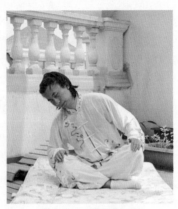

图 2-77 摇身晃海 3

第十二势 鼓漱吞津

视频 2-3 十二段锦演示（鼓漱吞津）

动作一：双臂内旋，双掌回收经腰间向两侧画弧，掌心向后；目视前下方。

动作二：双臂外旋，双掌弧形向腹前合抱，指尖相对，与肚脐同高；目视前下方。

动作三：屈肘两掌回收，接近肚脐时握固，落于大腿根部，拳眼向上；目视前下方。

动作四：唇口轻闭，舌尖在口腔内由右向上、向左、向下绕转一圈；接着舌尖移到牙齿外，贴牙龈由右向上、向左、向下绕转一圈。一内一外为一遍，共做六遍。

动作五：动作相同，舌尖向相反方向绕转，一内一外为一遍，共做六遍。

动作六：两腮做鼓漱三十六次；目视前下方。

动作七：双臂外旋，双拳变掌上举至胸前；目视前下方。

动作八：上动不停，双臂内旋直臂上举，掌心向外；目视前方。

动作九：双臂外旋，双手握固，拳心相对；目视前下方。

动作十：上动不停，两拳下拉置于大腿根部，拳眼向上；同时，在两拳下拉时，吞咽口中 1/3 的津液，用意念送至丹田；目视前下方。

动作七至动作十共做三遍，口中津液分三次全部咽下。

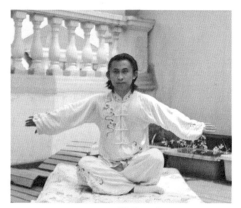
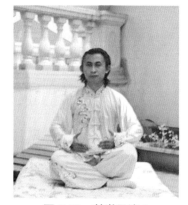

图 2-78　鼓漱吞津 1　　　　　　　图 2-79　鼓漱吞津 2

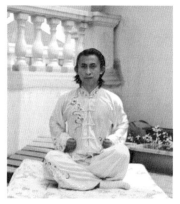
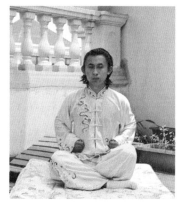

图 2-80　鼓漱吞津 3　　　　　　　图 2-81　鼓漱吞津 4

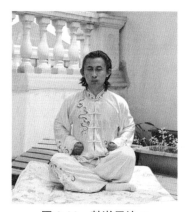
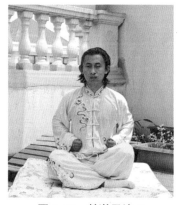

图 2-82　鼓漱吞津 5　　　　　　　图 2-83　鼓漱吞津 6

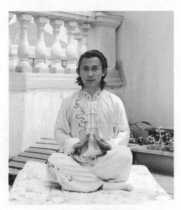

图 2-84　鼓漱吞津 7

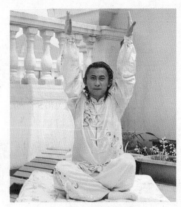

图 2-85　鼓漱吞津 8

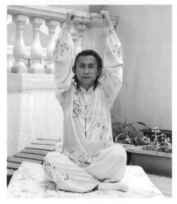

图 2-86　鼓漱吞津 9

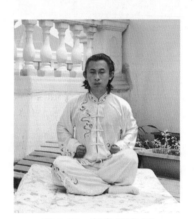

图 2-87　鼓漱吞津 10

【动作要点】

意想口中生满津液。舌在口中搅动。鼓漱时双腮要快速抖动。吞津要发出"汨汨"响声,意送丹田。

【功法作用】

津液,乃天地之至宝,五行之秀气也。古人将"水"与"舌"合为"活"字,即取其意"舌上之水"。

舌的搅动与鼓漱促进唾液分泌。唾液有杀菌、清洁口腔、防治牙龈炎和牙龈萎缩的作用。

吞津调节全身气息,灌溉五脏,营养周身,消食化滞、解除疲劳、延缓衰老作用。

【附·歌诀】

古十二段锦

闭目冥心坐,握固静思神。

叩齿三十六,两手抱昆仑。

左右鸣天鼓,二十四度闻。

微摆摇天柱,赤龙搅水津。

鼓漱三十六,神水满口匀。

一口分三咽,龙行虎自奔。

闭气搓手热,背摩后精门。

尽此一口气,想火烧脐轮。

左右辘轳转,两脚放舒伸。

叉手双虚托,低头攀足顿。

以候神水至,再漱再吞津。

如此三度毕,神水九次吞。

咽下汩汩响,百脉自调匀。

河车搬运毕,想发火烧身。

金块十二段,子后午前行。

勤行无间断,万疾化为尘。

六字诀

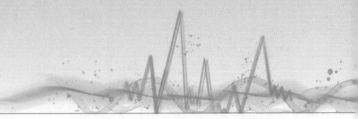

六字诀,为六字诀养生法,是古代流传的养生方法,即吐纳法。它最大的特点是:强化人体内部的组织功能,通过呼吸配合导引,诱发并且调动脏腑潜在能力来抵抗疾病,防止过早衰老。

《吕氏春秋》中记载用导引呼吸治病。《庄子·刻意》篇:"吹呴呼吸,吐故纳新,熊经鸟伸,为寿而已矣。"在西汉时期《王褒传》一书中,有"呵嘘呼吸如矫松"。南北朝时期,陶弘景发明长息法,在《养性延命录》书中说:"凡行气,以鼻纳气,以口吐气,微而行之名曰长息。纳气有一,吐气有六。纳气一者谓吸也,吐气六者谓吹、呼、嘻、呵、嘘、呬,皆为长息吐气之法。时寒可吹,时温可呼,委曲治病,吹以去风,呼以去热,嘻以去烦,呵以下气,嘘以散滞,呬以解极"。古代养生学者按五行相生之顺序,配合四时之季节,编写了卫生歌,是六字诀治病的基础。

歌云:

春嘘明目夏呵心,秋呬冬吹肺肾宁。

四季常呼脾化食,三焦嘻出热难停。

发宜常梳气宜敛,齿宜数叩津宜咽。

子欲不死修昆仑,双手摩擦常在面。

明代《正统道藏洞神部》,用太上老君养生法,书中说:呬字,呬主肺,肺连五脏,受风即鼻塞,有疾作呬吐纳治之。呵字,呵主心,心连舌,心热舌干,有疾作呵吐纳治之。呼字,呼主脾,脾连唇,脾火热即唇焦,有疾作呼吐纳治之。嘘字,嘘主肝,肝连目,论云肝火盛则目赤,有疾作嘘吐纳治之。嘻字,嘻主三焦,有疾作嘻吐纳治之。

明代龚廷贤在所著的《寿世保元》中,谈到六字诀治病:"不炼金丹,且吞玉液,呼出脏腑之毒,吸入天地之清。"又云:"五脏六腑之气,因五味熏灼不和,又六欲七情,积久生疾,内伤脏腑,外攻九窍,以致百骸受病,轻则痼癖,甚则盲废,又重则丧亡,故太上悯之,以六字气诀治五脏六腑之病。其法以呼字而自泻去脏腑之毒气,以吸字而自采天地之清气以补之。当日小验,旬日大验,年后万病不生,延年益寿。卫生之宝,非人勿传。呼有六曰:呵、呼、呬、嘘、嘻、吹也,吸则一而已。呼有六者,以呵字治心气,以呼字治脾气,以呬字治肺气,以嘘字治肝气,以嘻字治胆气,以吹字治肾气。此为六字诀,分主五脏六腑也。"

一、六字诀功法特点

六字诀通过呬、呵、呼、嘘、吹、嘻六个字的不同发音口型,唇齿喉舌的用力不同,牵动脏腑经络气血运行。

1. 注重吐气发声

在呼吸吐纳的同时,通过读音口型来调整与控制体内气息的升降出入,形成与人体肝、心、脾、肺、肾、三焦相对应的吐气发声方法,达到调整脏腑气机平衡作用。

2. 吐纳导引,内外兼修

注重吐声发音,配合了动作导引,内调脏腑,外练筋骨,达到内壮脏腑,外健筋骨的作用。

3. 舒缓圆活,动静结合

动作舒展大方,缓慢柔和,圆转如意,如行云流水,婉转连绵,似人在气中,气在人中,体现出宁静与阴柔之美。要求吐气发声匀细柔长,动作导引舒缓圆活,加上起势和收势的静立养气,动中有静,静中有动,动静结合,练养相兼,既练气,又养气。

4. 强调以行导气,意随气行

功法中没有复杂的意念观想。

二、六字诀适用于心脏康复分期

六字诀特别适用于心脏康复1期的患者,对于1.5期患者也适用,作为病情稍重的心脏康复患者,六字诀为首选功法。

三、动作讲解

 视频3　六字诀演示

预备势

平行站立,与肩同宽,两膝微屈;头正颈直,下颏微收,竖脊含胸;两臂下垂,周身中正;唇齿合拢,舌尖放平,轻贴上腭;目视前下方。

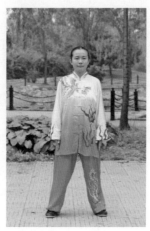

图 3-1　预备势

【动作要点】

1. 鼻吸鼻呼,自然呼吸。

2. 面带微笑,思想安静,全身放松。

【功法作用】

一是,练习者身体放松,心平气和,具有沟通任督二脉,有利于气血运行的作用。

二是,集中注意力,养气安神,消除疲劳。

起势

动作一:屈肘,两掌相对,掌心向上,上托至胸前,约与两乳同高;目视前方。

动作二:双掌内翻,掌心向下,徐徐下按,至肚脐前;目视前下方。

动作三:微屈膝下蹲,身体后坐;双掌内旋外翻,徐徐向前拨出,至双臂成圆。

动作四:双掌外旋内翻,掌心向内,随即起身,双掌慢慢收拢至肚脐前,虎口交叉相握轻覆肚脐;静养,呼吸;目视前下方。

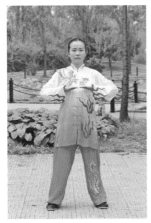

图 3-2　起势 1

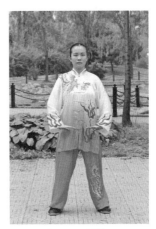

图 3-3　起势 2

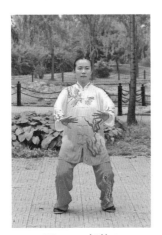

图 3-4　起势 3

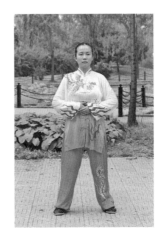

图 3-5　起势 4

【动作要点】

鼻吸鼻呼。

双掌上托时吸气,下按、向前拨出时呼气,收拢时吸气。

【功法作用】

一是,通过双掌上托、下按、拨、拢和下肢的屈伸,配合呼吸,外导内行,协调机体"内气"的升、降、开、合,促进气血通畅,也为以下的练习做准备。

二是,腰膝关节柔和运动,改善并增强腰膝关节功能。

第一势　嘘(xū)字诀

动作一:双手松开,掌心向上,小指轻贴腰际,向后收到腰间;目视前下方。

动作二：双脚不动，身体左转 90°，右掌由腰间缓缓向左侧穿出，约与肩同高，配合口吐"嘘"字音；双目圆睁，目视右掌方向。

动作三：右掌沿原路收回腰间；身体转回正前方；目视前下方。

动作四：身体右转 90°；左掌由腰间向右侧穿出，约与肩同高，口吐"嘘"字；双目圆睁，目视左掌伸出方向。

动作五：左掌沿原路收回腰间，身体转回前方；目视前下方。左右穿掌各三遍。本势共吐"嘘"字音六次。

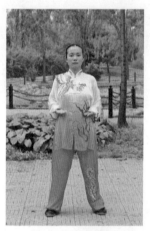
图 3-6　嘘字诀 1

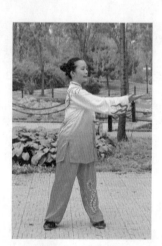
图 3-7　嘘字诀 2

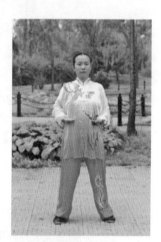
图 3-8　嘘字诀 3

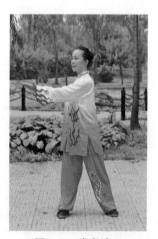
图 3-9　嘘字诀 4

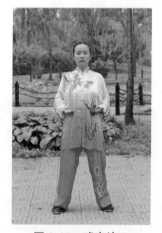
图 3-10　嘘字诀 5

【动作要点】

"嘘"字诀：发音吐气，嘴角后引，槽牙平对，中留缝隙，槽牙与舌边也有空隙。发声吐气,气从槽牙间、舌两边的空隙中呼出体外。

穿掌时配合口吐"嘘"字,收掌配合鼻吸气,动作和呼吸保持协调。

【功法作用】

"嘘"字与肝相应。口吐"嘘",泄肝之浊气、调理肝脏的作用。配合两眼圆睁,有疏肝明目的效果。

掌心从腰间向对侧穿出,左右交替,外导内行,促进肝气升发。

身体的旋转,使腰部和腹内器官得到锻炼,提高患者的腰、膝力量和消化功能,使人体的带脉疏通,全身气机和畅。

第二势　呵(hē)字诀

动作一:吸气,双掌小指轻贴腰际微上提,指尖朝向斜下方;目视前下方。屈膝下蹲,双掌向前下约45°方向插出,双臂微屈;目视双掌。

动作二:屈肘收臂,双掌小指一侧相靠,掌心向上,成"捧掌",与肚脐相平;目视双掌心。

动作三:双膝慢慢伸直;屈肘,双掌捧至胸前,掌心向内,中指约和下颏同高;目视前下方。

动作四:双肘外展,与肩同高;双掌内翻,掌指朝下,掌背相靠。双掌下插;目视前下方。配合口吐"呵"字音。

动作五:双掌下插至肚脐前,屈膝下蹲;双掌内旋外翻,掌心向外,慢慢向前拨出,至双臂成圆;目视前下方。

动作六:双掌外旋内翻,掌心向上,于腹前成"捧掌";目视掌心。

动作七:双膝伸直;屈肘,双掌捧至胸前,掌心向内,中指约和下颏同高;目视前下方。

动作八:双肘外展,与肩同高;双掌内翻,掌指朝下,双掌慢慢下插,目视前下方。配合口吐"呵"字音。

重复五至八动作四遍。本势共吐"呵"字音六次。

【动作要点】

发声吐气时,舌体上拱,舌边轻贴上槽牙,气从舌与上腭之间慢慢吐出。双掌捧起时鼻吸气;插掌、外拨时呼气,口吐"呵"。

【功法作用】

"呵"字与心相应。口吐"呵"则泄出心之浊气、调理心功能。

捧掌上升、翻掌下插,外导内行,肾水上升,以制心火,心火下降,以温肾水,心肾相交、水火既济。

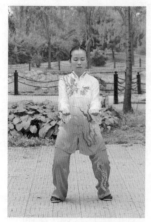

图 3-11 呵字诀 1

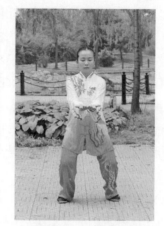

图 3-12 呵字诀 2

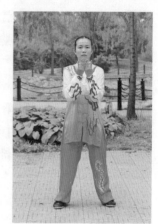

图 3-13 呵字诀 3

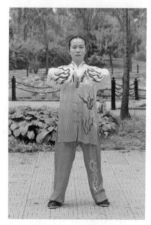

图 3-14 呵字诀 4

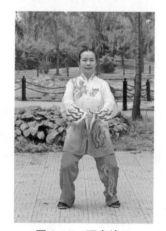

图 3-15 呵字诀 5

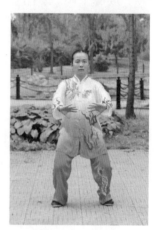

图 3-16 呵字诀 6

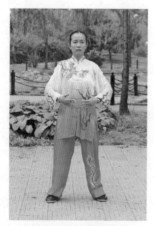

图 3-17 呵字诀 7

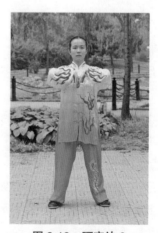

图 3-18 呵字诀 8

双掌的捧、翻、插、拨，以及肩、肘、腕、指关节柔且连续地屈伸旋转，既可以锻炼上肢关节，又有利于患者的上肢骨关节退化。

第三势　呼(hū)字诀

动作一：双掌向前拨出后，外旋内翻，转掌心内对肚脐，指尖斜对，五指张开，双掌心间距和掌心至肚脐距离相等；目视前下方。

动作二：双膝慢慢伸直，双掌慢慢向肚脐合拢，直到至肚脐前约 10cm。

动作三：微微屈膝下蹲；双掌向外展开至双掌心间距和掌心到肚脐的距离，双臂成圆，配合口吐"呼"；目视前下方。

动作四：双膝慢慢伸直；双掌慢慢地向肚脐方向合拢。

重复几次。本势共吐"呼"字音六次。

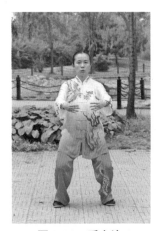

图 3-19　呼字诀 1

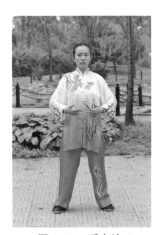

图 3-20　呼字诀 2

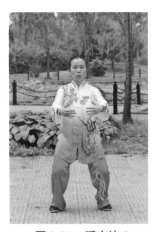

图 3-21　呼字诀 3

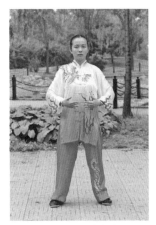

图 3-22　呼字诀 4

【动作要点】

发声吐气,舌两侧上卷,口唇撮圆,气从喉出后,口腔形成中间气流,经撮圆的口唇呼出体外。

双掌向肚脐方向收拢时吸气,双掌向外展开时口吐"呼"。

【功法作用】

"呼"与脾对应。口吐"呼"则泄脾胃浊气、调理脾胃功能。

促进肠胃蠕动、健脾和胃、消食导滞。

第四势　呬(sī)字诀

动作一:双掌自然下落,掌心向上,两手十指相对;目视前下方。

动作二:双膝慢慢伸直;双掌慢慢地向上托到胸前,约和乳同高;目视前下方。

动作三:双肘下落,夹肋,双手顺势立掌于肩前,掌心相对,指尖向上。双肩胛骨向脊柱靠拢,展肩扩胸、藏头缩项;目视前斜上方。

动作四:微微屈膝下蹲;松肩伸项,双掌慢慢平推然后转成掌心向前,亮拳,口吐"呬"字音;目视前方。

动作五:双掌外旋腕,转至掌心向内,指尖相对,约与肩同宽。

动作六:双膝慢慢伸直;屈肘,双掌慢慢收拢至胸前约10cm,指尖相对;目视前下方。

动作七:双肘下落,夹肋,双手顺势立掌于肩前,两掌心相对,两指尖向上。肩胛骨向脊柱方向靠拢,同时,展肩扩胸、藏头缩项;目视斜前上方。

动作八:微微屈膝下蹲;松肩伸项,双掌慢慢向前平推然后转成掌心向前,口吐"呬"字音;目视前方。

重复五至八动作四遍。本势共吐"呬"字音六次。

【动作要点】

"呬"字法:发声吐气时,上下门牙对齐,留有狭缝,舌尖轻抵下齿,气从齿间呼出体外。

推掌时配合呼气,口吐"呬";双掌外旋腕,指尖相对,慢慢收拢时鼻吸气。

【功法作用】

"呬"字诀和肺相应。口吐"呬"泄出肺之浊气、调理肺脏功能。

展肩扩胸、藏头缩项,使吸入的大自然的清气布满胸腔,小腹内收,使丹田之气也上升到胸中。先、后天二气在胸中会合,锻炼肺之呼吸功能,促进气血肺内的融合和气体交换。

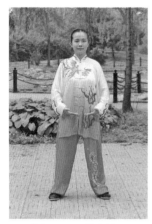

图 3-23　呬字诀 1

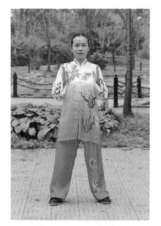

图 3-24　呬字诀 2

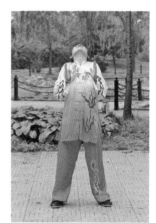

图 3-25　呬字诀 3

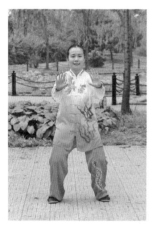

图 3-26　呬字诀 4

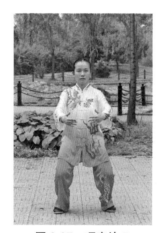

图 3-27　呬字诀 5

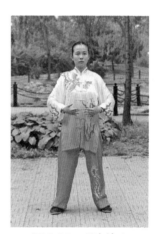

图 3-28　呬字诀 6

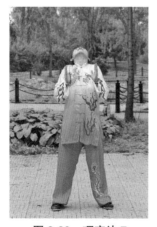

图 3-29　呬字诀 7

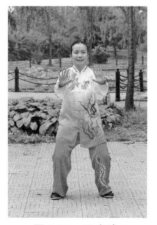

图 3-30　呬字诀 8

立掌展肩和松肩推掌,刺激颈项、肩背部的穴位,有效解除颈、肩、背部的肌肉和关节疲劳,防治颈椎病、肩周炎和背部肌肉劳损。

第五势　吹(chuī)字诀

动作一:接上势。双掌前推,松腕伸掌,指尖向前,掌心向下。

动作二:双臂向左向右分开成侧平举,两手掌心斜向后,两手指尖向外。

动作三:双臂内旋,双掌向后画弧至腰部,两掌心轻贴腰眼,两指尖斜朝下;目视前下方。

动作四:慢慢屈膝下蹲;双掌向下沿腰骶、大腿外侧下滑,后屈肘提臂环抱于腹前,两掌心向内,两指尖相对;目视前下方。双掌从腰部下滑时,口吐"吹"。

动作五:双膝慢慢伸直;双掌慢慢收回,轻抚腹部,指尖斜向下,虎口相对;目视前下方。

动作六:双掌沿带脉向后摩运到后腰,两掌心轻贴腰眼,两指尖斜向下;目视前下方。

动作七:微微屈膝下蹲,双掌向下沿腰骶、大腿外侧下滑,后屈肘提臂环抱于腹前,两掌心向内,两指尖相对,约与脐平;视前下方。

重复五至七动作四遍。本势共吐"吹"字音六次。

【动作要点】

"吹"字诀:发声时,舌体、嘴角后引,槽牙相对,唇向双侧拉开收紧,气从喉出后,从舌两边绕舌下,经唇间慢慢呼出体外。

双掌从腰部下滑、环抱于腹前时呼气,口吐"吹";双掌向后收回、横摩至腰时以鼻吸气。

【功法作用】

"吹"字与肾相应。口吐"吹"字泄肾之浊气、调理肾脏功能。

"腰为肾之府"。肾位于脊柱两侧,腰部功能的强弱和肾气的盛衰相关。通过双手对腰腹部的按摩,具有壮腰健肾、增强腰肾功能作用。

第六势　嘻(xī)字诀

动作一:双掌环抱,自然下落于;目视前下方。双掌内旋外翻,两掌背相对,两掌心向外,两指尖向下;目视两掌。

动作二:双膝慢慢伸直;提肘带手,经体前上提至胸。双手上提到面前,分掌、外开、上举,两臂成弧形,掌心斜向上;目视前上方。

动作三:屈肘,双手经面部回收到胸前,指尖相对,两掌心向下;目视前

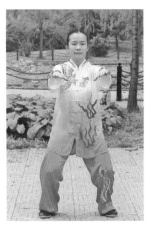
图 3-31　吹字诀 1

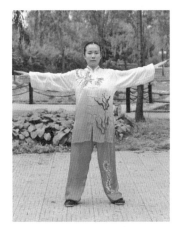
图 3-32　吹字诀 2

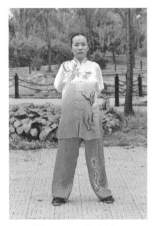
图 3-33　吹字诀 3

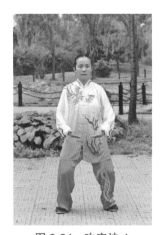
图 3-34　吹字诀 4

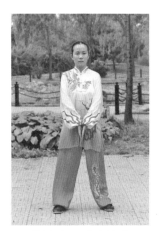
图 3-35　吹字诀 5

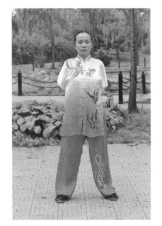
图 3-36　吹字诀 6

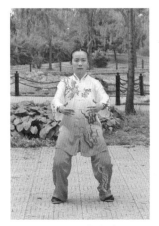
图 3-37　吹字诀 7

下方。微屈膝下蹲;双掌慢慢下按至肚脐前。

动作四:双掌继续向下、向左右外分至左右髋旁约15cm处,两掌心向外,两指尖向下;目视前下方。配合口吐"嘻"。

动作五:双掌掌背相对合于小腹前,两掌心向外,两指尖向下;目视两掌。

动作六:双膝慢慢伸直;提肘带手,经体前上提至胸。双手上提至面前,分掌、外开、上举,两臂成弧,两掌心斜向上;目视前上方。

动作七:屈肘,双手经面回收至胸,与肩同高,两指尖相对,两掌心向下;目视前下方。微微屈膝下蹲;双掌慢慢下按至肚脐前,目视前下方。

动作八:双掌顺势外开至髋旁约15cm,两掌心向外,两指尖向下;目视前下方。上动两掌下按开始配合口吐"嘻"。

重复五至八动作四遍。本势共吐"嘻"字音六次。

【动作要点】

"嘻"字诀:"嘻"字音 x ī,为牙音,发声吐气时,舌尖轻抵下齿,嘴角略从后引并上翘,槽牙上下轻轻咬合,呼气时使气从槽牙边的空隙中经过呼出体外。

提肘、分掌、向外展开、上举时鼻吸气,两掌从胸前下按、松垂、外开时呼气,口吐"嘻"字音。

【功法作用】

"嘻"字诀和少阳三焦之气相应。口吐"嘻"字则疏通少阳经脉、调和全身气机。

通过提手、分掌、外开、上举与内合、下按、松垂、外开,起到升开和肃降

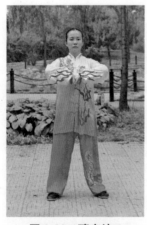
图3-38 嘻字诀1

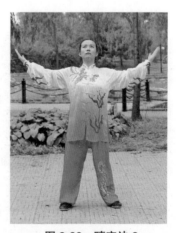
图3-39 嘻字诀2

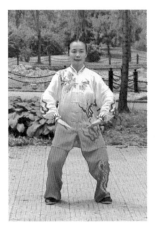
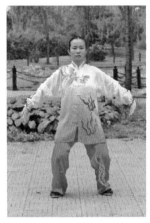

图 3-40　嘻字诀 3　　　　　　图 3-41　嘻字诀 4

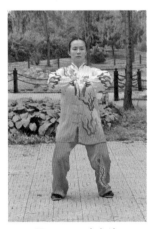
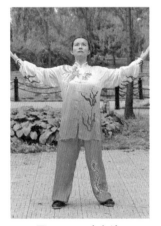

图 3-42　嘻字诀 5　　　　　　图 3-43　嘻字诀 6

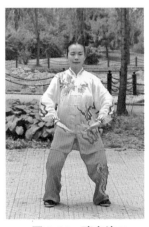
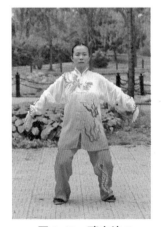

图 3-44　嘻字诀 7　　　　　　图 3-45　嘻字诀 8

全身气机的。二者相反相成,可以达到调和全身气血。

收势

动作一:双手外旋内翻,转掌心向内,慢慢抱于腹前,虎口交叉相握,轻覆肚脐;双膝慢慢伸直;目视前下方;同时静养片刻。

双掌以肚脐为中心揉腹,顺时针六圈,逆时针六圈。

动作二:双掌松开,双臂自然垂于体侧;目视前下方。

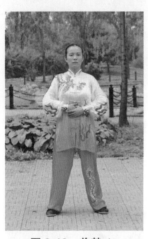 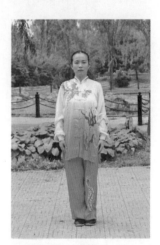

图3-46　收势1　　　　　　图3-47　收势2

【动作要点】

形松意静,收气静养。

【功法作用】

收气静养按揉脐腹,由练气转为养气,达到引气归原,使练功者从练功态恢复到常状态。

六字诀全套练习每个字做六次呼吸,早晚各练三遍。

六字诀因历代流传,版本较多。2003年中国国家体育总局把重新编排后的六字诀等健身法作为"健身气功"的内容向全国推广,其发音标注为xū_hē_hū_sī_chuī_xī。

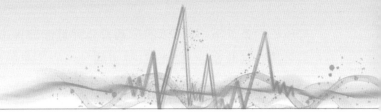

太极拳

　　太极拳,是结合我国传统哲学中的太极、阴阳辩证概念,集颐养性情、强身健体、技击对抗等功能,结合易学的阴阳、中医学、古代导引术形成的内外兼修、柔和缓慢、轻灵、刚柔相济的传统拳。太极拳作为一种饱含东方理念的运动形式,针对意、气、形、神的锻炼,符合人体生理和心理要求。太极拳用意念统领全身,通过入静放松、以意导气、以气催形的习练,达到修身养性、陶冶情操、强身健体、益寿延年的目的。

　　为了便于在广大群众中推广,1956 年,中华人民共和国体育运动委员会组织部分专家,在传统杨氏太极拳的基础上,按由简入繁、循序渐进、易学易记的原则,去其繁难和重复动作,选取了二十四式编成,共 4 段,共计 5 分钟左右。

一、太极拳功法特点

　　1. 把拳术和易学、阴阳五行的变化相结合

　　人体是不断运动着的。人的生命运动本身就是阴阳对立双方,在不断的矛盾运动中取得统一的过程。太极拳顺从阴阳变化之理,在一招一势之中,阴中含阳,阳中具阴,阴阳互变,相辅而生。

　　2. 拳术与导引、吐纳等相结合,气功运用于拳术之中

　　导引是中国古代医学家们发明的一种养生术。通过呼吸、仰俯、手足屈伸的形体运动,使人体血液流通无阻,促进身体的健康。

　　导引在太极拳中的应用即把意与形相结合,使心脏功能正常发挥,从而引导血气畅通周身。中国古代医学家认为,心为神之居,主掌血脉运行,对人体各个脏腑均有重要的调节作用,是人类生命活动的主宰,是人身上重要脏器。五脏主藏精气论中心藏脉,肺藏气,脾藏营,肝藏血,肾藏精;五神脏论中心藏神,肺藏魄,脾藏意,肝藏魂,肾藏志。人体全身的血液依赖于心脏的推动作用才可以输送到全身各个部位。因此,陈王廷在创造太极拳时,把始祖陈卜所传授下来的一百单八势长拳等拳术与中医的导引相结合,在周

身放松的条件下,使形体的运动符合并且能够促进血液的循环。演练太极拳可使心气旺盛,心血充盈,脉道通利。心主血脉的一切功能正常发挥,血液在脉管内正常运行,起到练拳养生的作用。反之,会使演练者气血不足,导致推动血液运行循环的力量减弱,脉道堵塞,产生病变,不利于演练者的身体健康。

吐纳,也是中国古代医学家们所发明的一种养生术。吐,即从口中吐出,意为呼气;纳,即收入,意为吸气,由鼻孔而入。吐纳术就是呼吸之术,通过口吐浊气,鼻吸清气,吐故纳新,服食养身,使形神相亲,表里俱济。

肺脏主掌呼吸之气,呼吸功能是人体重要的生理功能之一。人体在一生之中,需要不停地进行新陈代谢。在新陈代谢过程中,要消耗掉大量的清新之气(即氧气),产生出大量的浊气(即二氧化碳)。吸进氧气,排出二氧化碳全靠肺的呼吸、吐纳功能。

太极拳把拳术的形体运动与吐故纳新相结合。首先,它保证形体运动不能妨碍人体的肺脏呼吸运动,以保障肺脏功能正常发挥,新陈代谢自然进行。其次,它通过拳术招势的形体运动来促进人体内部宗气的形成。宗气是相对于先天元气而论的后天之气,是人之生命根本。宗气的功能就是推动肺的呼吸和心血在脉管内的运动。宗气主要由肺脏吸入的自然界之清气与脾胃所化生的水谷精微之气相结合而成,集聚于胸中,称作上气海,是全身之气运动流行的本始。第三,通过拳术招势的形体运动来促进人体宗气的分布,在心脏、肺脏的协同下,将上气海中之宗气通过血脉分别送入全身各个脏腑组织器官,达到全身表里上下,肌肤内脏,发挥其滋润营养之作用。

太极拳把拳术的形体运动与中医学中的导引、吐纳等理论相结合,使形体运动更有益于身体健康和技击功能的发挥。

3. 把拳术与中医学中的经络学说相结合

中国古代中医经络学说主要是论述人体经络系统的生理功能、病理变化,以及经络与脏腑之间的相互关系的学说,是中国古代医学理论体系的重要组成部分。

拳术与经络学说的结合,使太极拳术独创了顺应经络变化的缠绕螺旋运动方式而滋生的缠丝劲,旋转发力,增大出拳发劲的威力,令人难以提防。

4. 综合百家拳术之长,独树一帜

由于太极拳既广纳诸家拳术之长,又有自己独特的神奇之处,所以每战必胜,拳理上包容万家,独树一帜,不断发扬光大。

哈佛大学医学院一位长期研究太极拳的研究人员说："这对保护和改善健康的许多领域,特别是中老年人是一种有益的干预手段。"研究表明,练太极拳可以帮助人们改善站姿和信心,控制情绪,提升生活质量。有研究发现,它可以改善纤维肌痛患者的肌肉疼痛、疲乏、抑郁等症状,改善睡眠质量。

在《中国的中医药》白皮书发表的同时,美国国立卫生研究院郑重推荐太极拳,称太极拳可以改善慢性心衰、改善癌症患者的心情和提高生活质量。

二、太极拳适应于心脏康复分期

太极拳因为动作比较多,在有好的体力的同时还要有好的记忆力,适合心脏康复 2.5 期、3 期心脏康复患者。

三、二十四式太极拳动作分解

 视频 4-1　太极拳演示(预备势至手挥琵琶)

预备势

并脚直立,两臂下垂,手指微屈,虚领顶劲,下颌微收

舌抵上腭,双眼平视,全身放松(与前面功法起势相同)

起势

动作一:身体直立,两脚开立,与肩同宽,脚尖向前,两臂自然下两手放在外侧,眼睛向前平看。

动作二:双臂向前平举,双手高与肩同宽,手心向下。

动作三:上体正直,双腿屈膝下蹲,双掌慢慢下按,双肘下垂和双膝相对,眼睛平看前方。

左右野马分鬃

动作一:身体微微向右转,重心移到右腿上,右臂收到胸前平屈,一手心向下,左手经体前向右下画弧,放在右手下,手心向上,手心相对成抱球状,左腿随即收到右脚内侧,脚尖点地,眼睛看右手。

动作二:身体微微向左转,左脚向左前方迈出,右脚跟后蹬,右腿则自然伸直,成左弓步,上体接着向左转,左、右手随转体慢慢分别向左上、右下分开,左手高与眼平(手心斜向上),肘微屈,右手落在右胯旁,肘也微屈,手心向下,指尖向前,眼看左手。

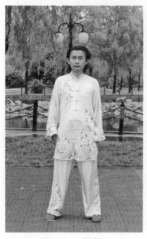

图4-1 起势1

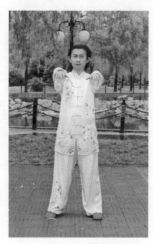

图4-2 起势2

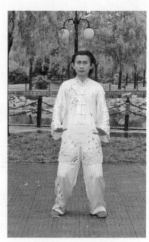

图4-3 起势3

动作三：身体缓缓后坐，机体重心移至右腿，左脚尖翘起，微向外撇（45°~60°）。

动作四：左脚掌缓缓踏实，左腿缓缓前弓，身体左转，身体重心再移到左腿，左手翻转向下，左臂收在胸前平屈，右手向左上画弧放在左手下，双手心相对成抱球状，右脚随即收到左脚内侧，脚尖点地，眼看左手。

第五个动作：重复动作一、二。

白鹤亮翅

动作一：身体微微向左转，左手翻掌向下，左臂平屈胸前，右手向左上画弧，手心转向上，和左手成抱球状，眼看左手，右脚跟前进半步，上体后坐，身

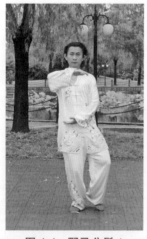

图4-4 野马分鬃1

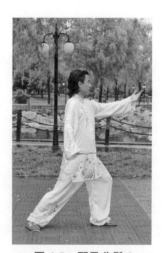

图4-5 野马分鬃2

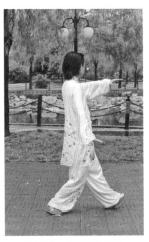

图 4-6　野马分鬃 3

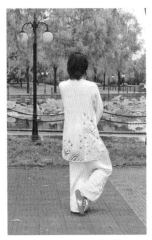

图 4-7　野马分鬃 4

体重心移至右腿,上体先向右转,面向右前方,眼看右手。

　　动作二:左脚稍向前移,脚尖点地,成左虚步,身体再慢慢向左转,面向前方,双手随转体缓缓向右上、左下分开,右手上提,停于右前额,手心向左后方,左手落于右胯前,手心向下,指尖向前,眼睛平看前方。

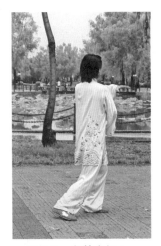

图 4-8　白鹤亮翅 1

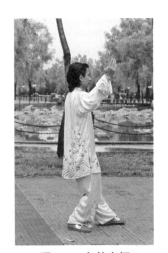

图 4-9　白鹤亮翅 2

搂膝拗步(3 个)

左搂膝拗步

动作一:转体摆臂:上身稍稍左转;右手摆至体前,手心转向上;眼睛看右手。

动作二:摆臂收脚:上体右转;双臂交叉摆动,右手白头前下落,经右胯侧向右后方上举,与头同高,手心向上。左手自左侧上摆,经头前向右画弧落至右肩前,手心向下;左脚回收落在右脚内侧,脚尖点地;头随身体转动,眼看右手。

动作三:上步屈肘:上体稍左转;左脚向左前方迈出一步,脚跟轻轻落地;右臂屈肘,右手收至肩上头侧虎口对耳,掌心斜向前。左手落在腹前;眼看前方。

动作四:弓步搂推:上体继续左转;重心前移,左脚踏实,左腿屈弓,右腿自然蹬直成左弓步;左手经左膝前向左搂过,按于左腿外侧,掌心向下;指尖

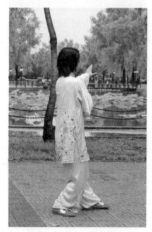

图 4-10　搂膝拗步 1

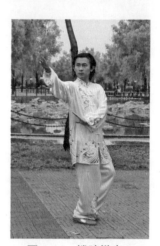

图 4-11　搂膝拗步 2

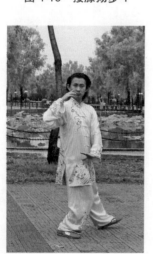

图 4-12　搂膝拗步 3

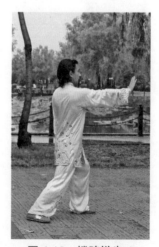

图 4-13　搂膝拗步 4

向前。右手向前推出,指尖与鼻尖相对,掌心向前;指尖向上。右臂自然伸直,肘微屈垂;眼看右手。

右搂膝拗步:动作同第一至四,仅方向相反。

左搂膝拗步:动作同第一至四。

手挥琵琶

动作一:跟步展臂:右脚向前收拢半步,脚前掌轻落于左脚后,相距约一脚长;右臂稍向前伸展,腕关节放松。

动作二:后坐引手:重心后移,右脚踏实,左脚跟提起,上体右转;左手向左、向上画弧摆至体前,掌心斜向下,右手屈臂后引,收至胸前,掌心也斜向下。

动作三:虚步合手:上体稍向左回转,左脚稍前移,脚跟着地,成侧身左虚步;两臂外旋,沉肘屈抱,两手前后交错,侧掌合于体前,左手与鼻相对,掌心向右,右手与左肘相对,掌心向左,两臂像怀抱琵琶的样子;眼看左手。

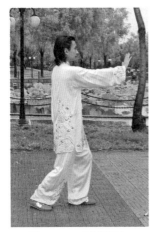 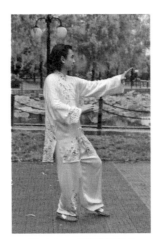 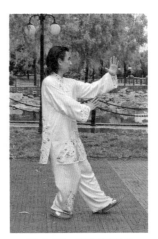

图 4-14　手挥琵琶 1　　　　图 4-15　手挥琵琶 2　　　　图 4-16　手挥琵琶 3

倒卷肱

 视频 4-2　太极拳演示(倒卷肱至单鞭)

右倒卷肱

动作一:稍右转体:上体稍右转;两手翻转向上,右手向下经腰侧向后方画弧上举,与头同高,左手停于体前;头随体转,眼睛向右看。

动作二:撒手托球:双手平举如托两球。

动作三:退步卷肱:上体稍左转;左脚提起向后退一步,脚前掌轻轻落地;右臂屈肘卷收,右手收至肩上耳侧,掌心斜向前下方;眼看左手。

动作四:虚步推掌:上体继续左转;重心后移,左脚踏实,右脚以脚掌为轴将脚扭直,脚跟离地,右膝微屈成右虚步;右手推至体前,腕高与肩平,掌心向前,左手向后、向下画弧,收至左腰侧;眼睛看右手。

左倒卷肱:动作同第一至四,仅方向相反。

右倒卷肱:动作同第一至四。

左倒卷肱:动作同第一至四,仅方向相反。

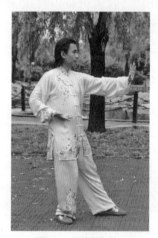

图 4-17　倒卷肱 1

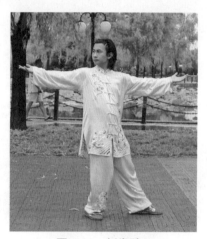

图 4-18　倒卷肱 2

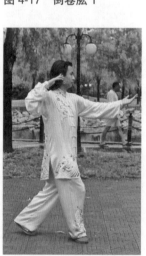

图 4-19　倒卷肱 3

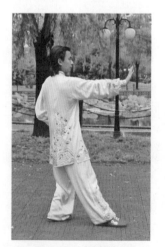

图 4-20　倒卷肱 4

揽雀尾

左揽雀尾

动作一:转体撇手,收脚抱球:上体微右转,右手由腰侧向侧后上方画弧平举,与肩同高,掌心向上;左手在体前下落,手心向下。头随体转,眼睛看右手。右手屈臂抱于右胸前,掌心翻转向下,左手画弧下落,屈抱于腹前,掌心转向上,两手上下相对成抱球状;左脚收至右脚内侧,脚尖点地;眼看右手。

动作二:转体上步,弓步掤臂:上体左转,左脚向前方迈出一步,脚跟轻轻着地。重心前移,左脚踏实,左腿屈膝前弓,右腿自然蹬直,成左弓步;两手前后分开,左臂半屈向体前掤架,腕高与肩平,掌心向内;右手向下画弧按于左胯旁,掌心向下,五指向前;眼看左前臂。

动作三:摆臂后捋:上体微向左转,左手向左前方展伸,掌心转向下,右前臂外旋,右手经腹前向上、向前摆至左前臂内侧,掌心向上;眼看左手。上体右转,重心后移,身体后坐,右腿屈膝,左腿自然伸直;两手同时向下经腹前向右后方画弧,右手举于身体侧后方,与头同高;左臂平屈于胸前,掌心向内;眼看右手。

动作四:转体搭手:上体左转,正对前方;右臂屈肘,右手收至胸前,四指搭于左前臂内侧,掌心向前,左前臂仍屈收于胸前,掌心向内,指尖向右;眼看前方。

动作五:弓步前挤:重心前移,左腿屈弓,右腿自然蹬直成左弓步;右手推送左前臂向体前挤出,与肩同高,两臂撑圆;眼看前方。

动作六:转腕分手:重心后移,上体后坐,右腿屈膝,左腿自然伸直,左脚尖翘起;左手翻转向下,右手经左腕上方向前伸出,掌心也向下,两手左右分开与肩同宽。

动作七:后坐引手:屈肘后引,经胸前收至腹前,身体后坐,眼向前平视。

动作八:弓步前按:重心前移,左脚踏实,左腿屈弓,右腿自然蹬直仍成左弓步;两手沿弧线推至体前,两腕与肩同高、同宽,掌心均向前,指尖向上;眼看前方。

右揽雀尾:动作同左揽雀尾,仅方向不同。

单鞭

动作一:转体运臂,重心左移,上体左转,左腿屈膝,右腿伸直,右脚尖内扣;两臂交叉向左运转,左手经头前向左画弧至身体左侧,掌心向外。右手经腹前向左画弧至左肋前,掌心转向上;视线随左手转移。

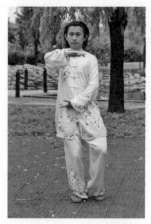

图 4-21　揽雀尾 1

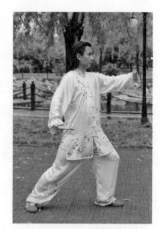

图 4-22　揽雀尾 2

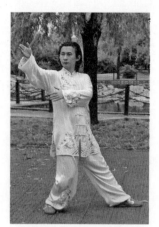

图 4-23　揽雀尾 3

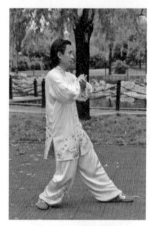

图 4-24　揽雀尾 4

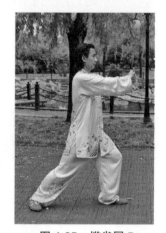

图 4-25　揽雀尾 5

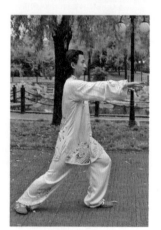

图 4-26　揽雀尾 6

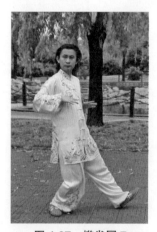

图 4-27　揽雀尾 7

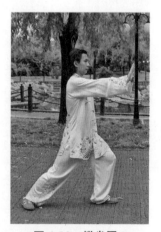

图 4-28　揽雀尾 8

动作二:勾手收脚:上体右转,重心右移,右腿屈膝,左脚收至右脚内侧,脚尖点地;右手向上向右画弧,掌心向内,经头前至身体右前方变成勾手,腕高与肩平,左手向下、向右画弧,经腹前至右肩前,掌心转向内;视线随右手移转,最后看勾手。

动作三:转体上步:上体稍左转,左脚向左前方上步,脚跟落地;左手经面前向左画弧,掌心向内;眼看左手。

动作四:弓步推掌:上体继续左转,重心前移,左脚踏实,左腿屈弓,右腿自然蹬直,脚跟外展,成左弓步;左手经面前翻掌向前推出,腕与肩平,左臂与左腿上下相对;眼看左手。

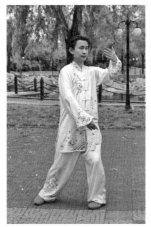

图4-29 单鞭1

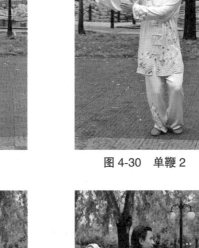

图4-30 单鞭2

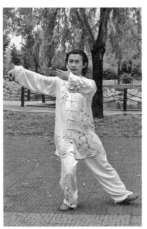

图4-31 单鞭3

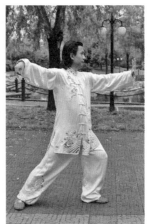

图4-32 单鞭4

云手

视频 4-3　太极拳演示（云手至左下势独立）

动作一：转体松勾：重心后移，上体右转，左脚尖内扣；左手向下向右画弧，经腹前至右肩前，掌心向内；右勾手松开变掌，掌心向外；眼看右手。

动作二：并步云手：上体左转，重心左移，右脚向左脚收拢，脚前掌先着地，随之全脚踏实，两腿屈膝半蹲，两脚平行向前，相距约 10cm 成小开立步；左手经头前向左画弧运转，掌心渐渐向外翻转，停于身体左侧，高与肩平；右手向下经腹前向左画弧，停于左肩前，掌心渐渐转向内；视线随左手运转。

动作三：开步云手：上体右转，重心移向右腿，左脚向左横开一步，脚前掌先着地，随之全脚踏实，脚尖向前；右手经头前向右画弧运转，掌心逐渐由内转向外，停于身体右侧，高与肩平；左掌下落经腹前向右画弧，停于右肩前，掌心渐渐翻转向内；视线随右手运转。

动作四：并步云手，同动作二。

动作五：开步云手，同动作三。

动作六：并步云手，同动作二。

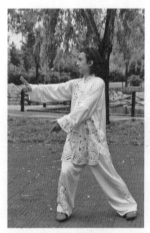
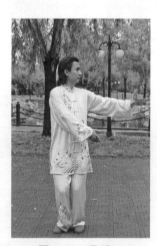
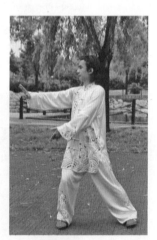

图 4-33　云手 1　　　　　图 4-34　云手 2　　　　　图 4-35　云手 3

单鞭

动作一：转体勾手：上体右转，重心移向右腿，左脚跟提起；右手经头前向右画弧，至右前方时掌心翻转变勾手。左手向下经腹前向右画弧至右肩前,掌心转向内;眼看勾手。

动作二:转体上步:上体稍左转,左脚向左前方上步,脚跟落地;左手经面前向左画弧,掌心向内;眼看左手。

动作三:弓步推掌:上体继续左转,重心前移,左脚踏实,左腿屈弓,右腿自然蹬直,脚跟外展,成左弓步;左手经面前翻掌向前推出,腕与肩平,左臂与左腿上下相对;眼看左手。

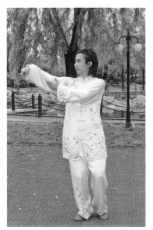 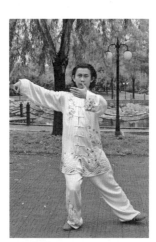 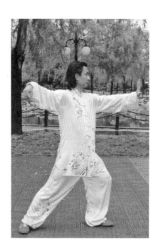

图 4-36　单鞭 1　　　　图 4-37　单鞭 2　　　　图 4-38　单鞭 3

高探马

动作一:跟步托球:后脚向前收拢半步,脚前掌着地,距前脚约一脚长;右勾手松开,两手翻转向上,两臂前后平举,肘关节微屈;眼看左手。

动作二:后坐卷肱:上体稍右转,重心后移,右脚踏实,右腿屈坐,左脚跟提起;右臂弯曲,右手卷收至头侧,手心向下;头随上体半面右转,目光平视。

动作三:虚步推掌:上体左转,右肩前送;左脚稍向前移,脚前掌着地,成左虚步;右手经头侧向前推出,高与头平,掌心向前。左臂屈收,左手收至腹前,掌心向上;眼看右手。

右蹬脚

动作一:穿手上步:上体稍左转,左脚向后提收,再向左前方(约 30°)上步,脚跟落地;右手稍向后收,左手经右手背上方向前穿出,两手交叉,腕关节相交,左掌心斜向上,右掌心斜向下;眼看左手。

动作二:分手弓腿:左脚踏实,重心前移,左腿屈弓,右腿自然蹬直;上体稍右转,两手向两侧画弧分开,掌心皆向外;眼看右手。

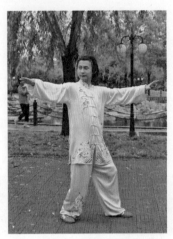
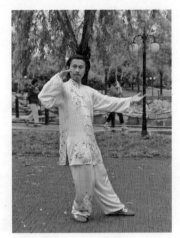

图 4-39 高探马 1　　　　　　　图 4-40 高探马 2

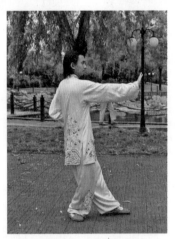

图 4-41 高探马 3

动作三:收脚合抱:右脚收至左脚内侧,脚尖点地;两手向腹前画弧相交合抱,举至胸前,右手在外,两掌心皆转向内;眼看右前方。

动作四:蹬脚分手:两臂内旋,两手翻转分别向右前方和左后方画弧分开,两臂撑于两侧,肘关节微屈,腕与肩平,掌心皆向外;左腿支撑,右腿屈膝上提,脚跟用力慢慢向前上方蹬出,脚尖上勾,膝关节伸直,右腿与右臂上下相对,方向为右前方约 30°;眼看右手。

双峰贯耳

动作一:屈膝并手:右小腿屈膝回收,脚尖自然下垂;左手经头侧向体前画弧,与右手并行落于右膝上方,掌心皆翻转向上;眼看前方。

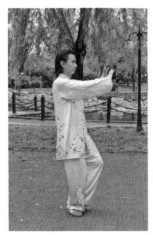

图 4-42　右蹬脚 1

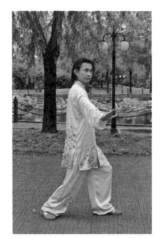

图 4-43　右蹬脚 2

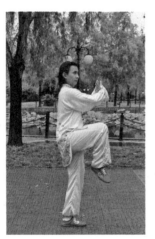

图 4-44　右蹬脚 3

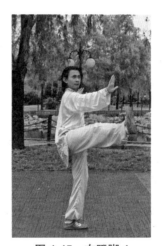

图 4-45　右蹬脚 4

动作二：上步落手：右脚下落向右前方上步，脚跟着地，脚尖斜向右前约30°；两手收至两腰侧，掌心向上。

动作三：弓步贯拳：重心前移，右脚踏实，右腿屈弓，左腿自然蹬直，成右弓步；两手握拳从两侧向上、向前画弧摆至头前，两臂半屈成钳形，两拳相对，同头宽，两臂内旋，拳眼斜向下；眼看前方。

转身左蹬脚

动作一：转体分手：重心后移，左腿屈坐，上体左转，右脚尖内扣；两拳松开，左手随转体经头前向左画弧，两手平举于身体两侧，掌心向外；眼看左手。

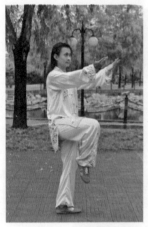

图 4-46　双峰贯耳 1

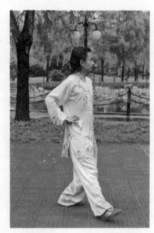

图 4-47　双峰贯耳 2

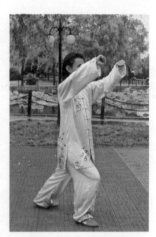

图 4-48　双峰贯耳 3

动作二：收脚合抱：重心右移，右腿屈膝后坐，左脚收至右脚内侧，脚尖点地；两手向下画弧，于腹前交叉合抱，举至胸前，左手在外，两手心皆向内；眼看前方。

动作三：蹬脚分手：两手向左前方和右后方画弧分开，撑举于身体两侧，掌心皆向外，肘关节微屈；左腿屈膝高提，左脚脚跟着力，脚尖上勾，向左前方慢慢蹬出，左腿蹬直与左臂上下相对；眼看左手。

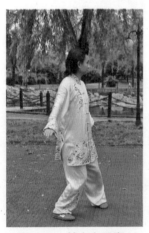

图 4-49　转身左蹬脚 1

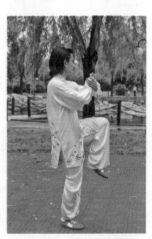

图 4-50　转身左蹬脚 2

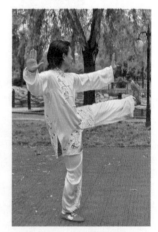

图 4-51　转身左蹬脚 3

左下势独立

动作一：收脚勾手，屈蹲撤步：腿屈收，左脚下垂收于右小腿内侧；上体右转；右臂稍内合，右手捏拢变勾手，左手经头前画弧摆至右肩前，掌心向右;眼看勾手。右腿屈膝半蹲,左脚脚前掌落地,沿地面向左侧伸出,随即全脚踏实,左腿伸直;左手落于右肋前;眼看勾手。

动作二:仆步穿掌:右腿屈膝全蹲,上体左转成左仆步;左手经腹前沿左腿内侧向左穿出,掌心向前,指尖向左;眼看左手。

动作三:弓腿起身:重心移向左腿,左脚尖外撇,左腿屈膝前弓,右脚尖内扣,右腿自然蹬直,重心恢复至弓步高度;左手继续前穿并向上挑起,右勾手内旋,背于身后,勾尖朝上;眼看左手。

动作四:独立挑掌:上体左转,重心前移,右腿屈膝前提,脚尖向下,左腿微屈立支撑,成左独立步;左手下落按于左胯旁,右勾手下落变掌,经体侧向

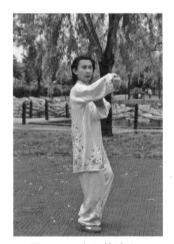

图 4-52　左下势独立 1

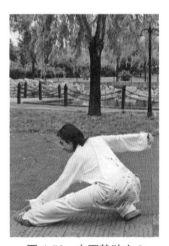

图 4-53　左下势独立 2

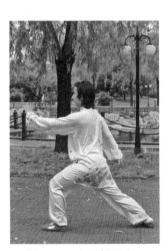

图 4-54　左下势独立 3

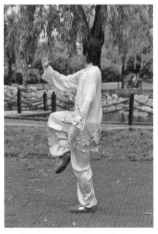

图 4-55　左下势独立 4

体前挑起,掌心向左,指尖向上,高与眼平,右臂半屈成弧,肘关节与右膝相对;眼看右手。

右下势独立

视频 4-4　太极拳演示(右下势独立至收势)

动作一:落脚勾手,碾脚转体,屈蹲撤步:右脚落于左脚前约一脚距离,脚前掌着地,左手变勾手向上提举于身体左侧,高与肩平,右手经头前画弧摆至左肩前,掌心向左;眼看勾手。左腿屈膝半蹲,右脚提收至左小腿内侧,然后以脚前掌落地,沿地面向右伸出,随之右腿伸直,右脚全脚踏实;右手落于左肋前,眼看勾手。

动作二:仆步穿掌:左腿屈膝全蹲,上体右转成右仆步;右手经腹前沿右腿内侧向右穿出,掌心向前,指尖向右;眼看右手。

动作三:弓腿起身:重心移向右腿,右脚尖外撇,右腿屈膝前弓,左脚尖内扣,左腿自然蹬直,重心恢复至弓步高度;右手继续前穿并向上挑起,左勾手内旋,背于身后,勾尖向上;眼看右手。

动作四:独立挑掌:上体右转,重心前移;左腿屈膝前提,脚尖向下,右腿微屈独立支撑,成右独立步;右手下落按于右胯旁,左勾手变掌,经体侧向体前挑起,掌心向右,指尖向上,高与眼平,左臂半屈成弧,肘关节与左膝相对;眼看左手。

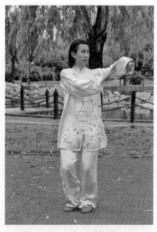

图 4-56　右下势独立 1

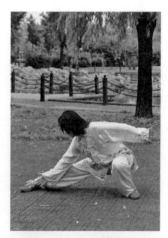

图 4-57　右下势独立 2

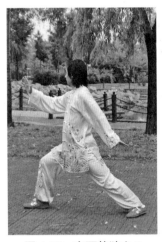

图 4-58　右下势独立 3

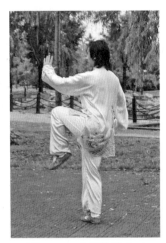

图 4-59　右下势独立 4

左右穿梭

右穿梭

动作一:落脚抱球:左脚向左前方落步,脚跟着地,脚尖外撇,随之全脚踏实,上体左转;左手翻转向下,右手翻转向上,两手在左肋前上下相抱,如抱球的姿势;眼看左手。

动作二:转体上步:上体右转,右脚向右前方约 30° 上步,脚跟着地;右手向前上方画弧,两手交错;眼看右手。

动作三:弓步架推:上体继续右转,重心前移,右脚踏实,右腿屈膝前弓,成右弓步;右手翻转上举,架于右额角前上方,掌心斜向上,左手经肋前推至体前,高与鼻平;眼看左手。

左穿梭

动作四:后坐撇脚:重心稍后移,右脚尖外撇,上体右转;右手下落于头前,左手稍向左画弧外展,准备"抱球";眼看前方。

动作五:收脚抱球:上体右转,两手在右肋前上下相抱,如同抱球的姿势;左脚收至右脚内侧,脚尖点地;眼看右手。

动作六:转体上步:上体左转,左脚向左前方上步,脚跟着地;左手由下向前上方画弧,右手由上向后下方画弧,两手交错;眼看左手。

动作七:弓步架推:上体继续左转,重心前移,左脚踏实,左腿屈膝前弓,成左弓步;左手翻转上举,架于左额角前上方,右手经肋前推至体前,高与鼻平;眼看右手。

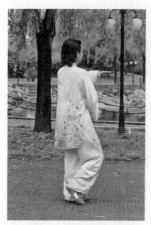

图 4-60　左右穿梭 1

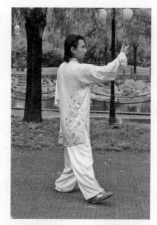

图 4-61　左右穿梭 2

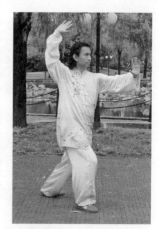

图 4-62　左右穿梭 3

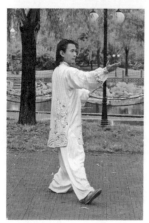

图 4-63　左右穿梭 4

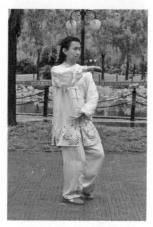

图 4-64　左右穿梭 5

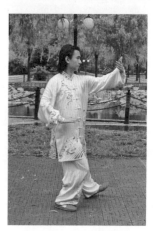

图 4-65　左右穿梭 6

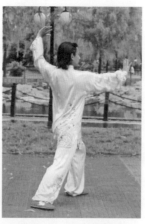

图 4-66　左右穿梭 7

海底针

动作一：跟步提手：右脚向前收拢半步，脚前掌落地，距前脚约一脚长，随之重心后移，右脚踏实，右腿屈坐，上体右转，左脚跟离地；右手下落经体侧屈臂抽提至耳侧，掌心向左，指尖向前，左手经体前向下画弧至腹前，掌心向下，指尖斜向右前方；眼看前方。

动作二：虚步插掌：上体左转向前俯身，左脚稍前移，脚前掌着地成左虚步；右手从耳侧向前下方斜插，掌心向左，指尖斜向前下方，左手经左膝前画弧搂过，按至左大腿侧；眼看右掌。

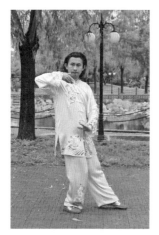 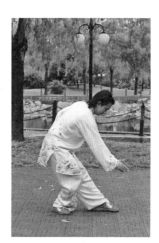

图 4-67　海底针 1　　　　　图 4-68　海底针 2

闪通臂

动作一：提手提脚：上体右转，恢复正直；右手提至胸前，指尖朝前，掌心向左，左手屈臂收举，指尖贴近右腕内侧；左脚收至右脚内侧；眼看前方。

动作二：弓步推掌：左脚向前上步，脚跟着地，重心前移，左脚踏实，左腿屈弓，右腿自然蹬直，成左弓步；左手推至体前，掌心向前，指尖与鼻尖对齐，右手撑于头侧上方，掌心斜向上，两手分展；眼看左手。

转身搬拦捶

动作一：后坐扣脚：重心后移，右腿屈坐，左脚尖内扣，身体右转；两手向右侧摆动，右手摆至体右侧，左手摆至头左侧，掌心均向内；眼看右手。

动作二：坐腿握拳：重心左移，左腿屈坐，右腿自然伸直，右脚跟随之内转；右手握拳下落，经腹前向左画弧，停于左肋前，拳心朝下，左手撑举于左额前；眼向前平视。

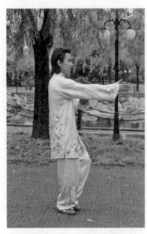
图 4-69　闪通背 1

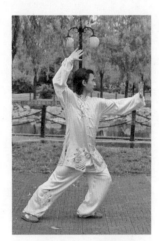
图 4-70　闪通背 2

动作三：摆步搬拳：右脚提收至左脚踝关节内侧，再向前垫步迈出，脚跟着地，脚尖外撇；右拳经胸前向前搬压，拳心向上，高与胸平，肘部微屈，左手经右前臂外侧下落，按于左胯旁；眼看右拳。

动作四：转体收拳：上体右转，重心前移，左脚跟提起；右拳向右画弧至体侧，拳心转向下，右臂半屈，左臂外旋，左手经左侧向体前画弧，掌心斜向上；眼平视前方。

动作五：上步拦掌：左脚向前上步，脚跟着地；左掌拦至体前，高与肩平，掌心向右，指尖斜向上，右拳翻转收至右腰间，拳心向上；眼看左掌。

动作六：弓步打拳：上体左转，重心前移，左腿屈弓，左脚踏实，右腿自然蹬直，成左弓步；右拳向前打出，与胸同高，肘微屈，拳眼转向上，左手微收，

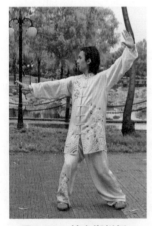
图 4-71　转身搬拦捶 1

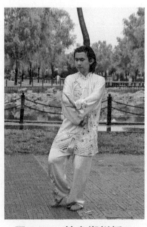
图 4-72　转身搬拦捶 2

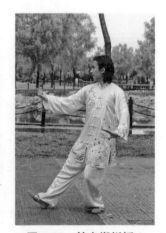
图 4-73　转身搬拦捶 3

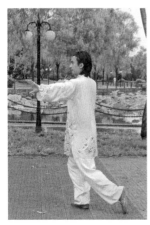
图 4-74　转身搬拦捶 4

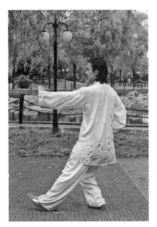
图 4-75　转身搬拦捶 5

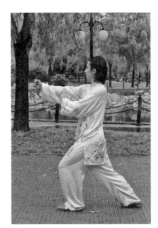
图 4-76　转身搬拦捶 6

掌指附于右前臂内侧,掌心向右;眼看右拳。

如封似闭

动作一:穿手翻掌:左手翻转向上,经右前臂下面向前穿出,右拳随之变掌,也翻转向上,两手交叉举于体前;眼看前方。

动作二:后坐引手:重心后移,右腿屈坐,左脚尖翘起;两臂屈收后引,两手分开收至胸前,与胸同宽,掌心翻转,斜向前下方;眼看前方。

动作三:弓步前按:重心前移,左腿屈弓,左脚踏实,右腿自然蹬直,成左弓步;两掌经胸前弧线向前推出,高与肩平,宽与肩同,掌心向前,指尖向上;眼看前方。

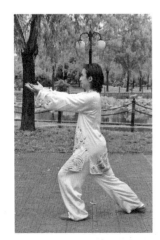
图 4-77　如封似闭 1

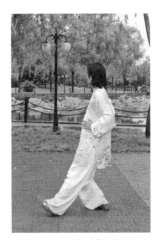
图 4-78　如封似闭 2

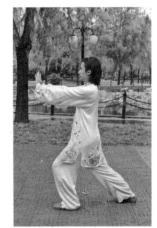
图 4-79　如封似闭 3

十字手

动作一：后坐扣脚：上体右转，重心右移，右腿屈坐，左脚尖内扣；右手向右摆至头前，两手心皆向外；眼看右手。

动作二：弓步分手：上体继续右转，右脚尖外撇，右腿屈膝侧弓，左腿自然伸直；右手继续右摆画弧至身体右侧，两臂侧平举，手心皆向外；头随手右转，眼看右手。

动作三：交叉搭手：上体左转，重心左移，左腿屈膝侧弓，右腿自然蹬直，脚尖内口；两手画弧下落，经腹前交叉上举，成斜十字形，右手在外，手心皆翻转向内；眼平视前方。

动作四：收脚合抱：上体转向起势方向；右脚提起收拢半步，脚前掌先落

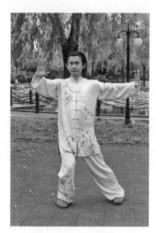

图 4-80　十字手 1

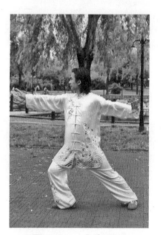

图 4-81　十字手 2

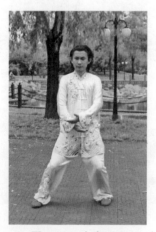

图 4-82　十字手 3

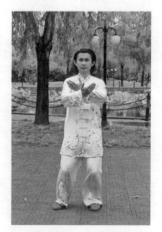

图 4-83　十字手 4

地,随之全脚踏实,两腿逐渐直立,身体重量平均置于两腿,两脚平行向前,与肩同宽,成开立步;两手交叉举抱于胸前,两臂撑圆,两腕交搭成斜十字形,高与肩平;眼平视前方。

收势

动作一:翻掌分手:两臂内旋,两手翻转分开,平举于身前,与肩同宽,掌心向下;眼平视前方。

动作二:垂臂落手:两臂徐徐下垂,两手落于大腿外侧;目光平视。

动作三:并步还原:左脚轻轻收回,与右脚并拢,恢复成预备姿势。

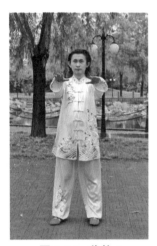 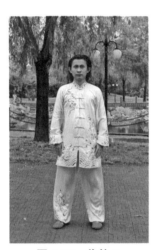 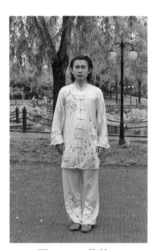

图 4-84 收势 1　　　　图 4-85 收势 2　　　　图 4-86 收势 3

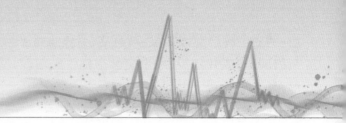

五禽戏

　　史书对导引的记载可追溯到东汉名医华佗的五禽戏，华佗认为"流水不腐，户枢不蠹"，人也如是，需要抻筋拔骨，锻炼身体，因此，在前人基础上编创了五禽戏。

　　在长沙马王堆导引图中，有不少模仿飞禽走兽的动作，为目前考古发现最早的与五禽戏有关的资料。说明五禽戏源自古代的导引术，都是模仿五禽的形、神、意、气，同根同源。华佗精心研究了虎、鹿、熊、猿、鸟五种动物，经过象形取义、仿生超越的提炼，创编五禽戏，刚柔相济，阴阳互补，体现了天人合一的境界。五禽戏的功效在华佗弟子吴普和樊阿身上得到体现，二人练习五禽戏，一个寿高九旬，一个年过百岁，这在当时的年代创造了生命的奇迹。

　　所谓象形取义是指模仿动物的形、神、意、气，通过习练获得更高的体能和健康。华佗总结，人体动摇则谷气得消，血脉流通，病不得生，又汲取虎的威猛，鹿的俊逸，熊的敦厚，猿的灵敏，鸟的潇洒，编创了五禽戏。

　　目前，最具有代表性的是由国家体育总局健身气功管理中心组织编创的健身气功五禽戏。该功法继承了传统五禽戏精华，融合了现代科学理念，博采各家之长，编创而成，安全可靠。

一、五禽戏功法特点

　　五禽戏功法属于中小强度的有氧运动，结合气息运行和意境转换，有效地改善神经系统与心肺功能，强身健体，锻炼负荷适合中老年人的生理特点。

　　"五禽戏"动作缓慢，连绵不断，这种持续性的动力性肌肉运动既可以增加回心血量，又在一定程度上增加了心肌收缩的力量，长期练习对心脏的泵血能力将产生积极的促进作用。练习"五禽戏"后的运动负荷试验显示，练习者在完成功率自行车运动时心率下降，并且练习几个月后，练功组男女受试者的安静状态和运动负荷试验后心电图异常率明显下降。这进一步表明，

"五禽戏"对自主神经系统的功能有着良好影响。由于自主神经系统在机体自我调节功能中处于核心地位,因此,可凭借五禽戏对自主神经功能的积极作用,改善心脏的血液供应,提高心脏的工作能力。

五禽戏强调动作细致,演练时要模仿五禽的姿势,表现五禽的神韵,仿生导引,意念转换,在快节奏的现代生活中,能使人保持良好的心态,乐观向上,健康长寿。

二、五禽戏适合心脏康复人群

五禽戏适合心脏 2 期、3 期康复人群。

三、动作讲解

五禽戏是东汉名医华佗研究了虎、鹿、熊、猿、鸟的活动特点之后,结合人体的脏腑、经络和气血的功能,创编而成的健身气功。

 视频 5　五禽戏演示

预备势

动作一:双脚分开,松静站立,双臂下垂,目视前方,调匀呼吸,意守丹田。

动作二:双手上提至与胸同高,掌心向上。

动作三:屈肘内合,转掌心向下,按至腹前。可以配合呼吸,双手上提时吸气,下按时呼气。

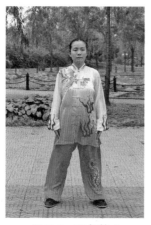
图 5-1　预备势 1

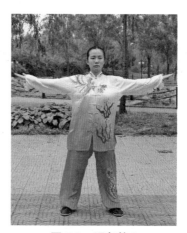
图 5-2　预备势 2

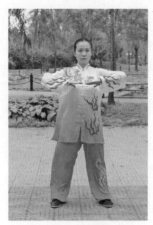

图 5-3　预备势 3

【动作要点】

速率均匀,柔和,连贯,排除杂念,调和气息,宁心安神。

虎戏

虎戏的手形是虎爪——五指张开,虎口撑圆,第一、第二指关节弯曲内扣,模拟老虎的利爪。练习虎戏时要表现出虎的威猛气势,虎视眈眈。

虎戏由虎举和虎扑两个动作组成。

1. 虎举

动作一:掌心朝下,十指张开。

动作二:弯曲,由小指起依次屈指握拳,向上提起。

动作三:高与胸平时拳慢慢松开,上举,撑掌。

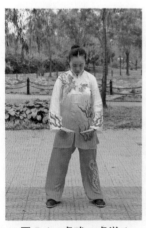

图 5-4　虎戏　虎举 1

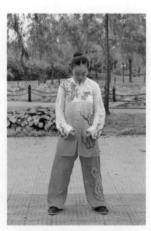

图 5-5　虎戏　虎举 2

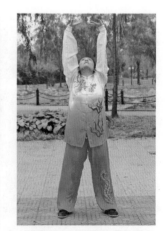

图 5-6　虎戏　虎举 3

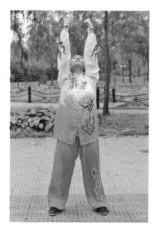

图5-7　虎戏　虎举4

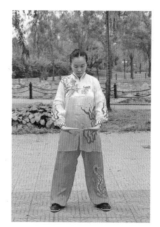

图5-8　虎戏　虎举5

动作四：屈指握拳，下拉至胸前。

动作五：变掌下按。

【动作要点】

双掌上举时要充分向上，拉长身体，提胸收腹，如托举重物。下落含胸松腹如下拉双环，气沉丹田。

【功法作用】

双掌上举时吸入清气，下按时呼出浊气，提高呼吸机能。屈指握拳能增强掌指微循环功能。

2. 虎扑

动作一：双手经体侧上提，前伸。

动作二：上体前俯，变虎爪。

动作三：再下按至膝部两侧，经体侧上提向前下扑。换作右势。

【动作要点】

双手前伸时配合上体前俯，下按上提时膝部先前顶再髋部前送，身体后仰，形成躯干的蠕动。该势要注意手形的变化。上提时，握空拳前伸，下按时成虎爪，上提时再变换空拳，下扑时又成虎爪，速度由慢到快，劲力由柔到刚。

【错误与纠正】

易犯错误：双手前伸时容易拱腰，低头，膝部弯曲。

纠正方法：抬头前伸，臀部后顶，塌腰伸膝，对拉拔长腰部。

虎扑动作注意下扑时配合快速呼气，以气催力，力贯指尖。

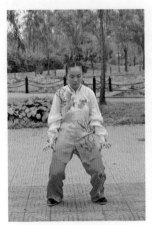

图 5-9　虎戏　虎扑 1

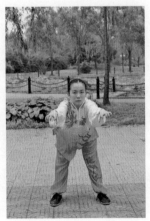

图 5-10　虎戏　虎扑 2

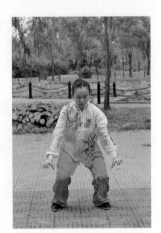

图 5-11　虎戏　虎扑 3

【功法作用】

虎扑使脊柱形成了伸展折叠,锻炼脊柱各关节的柔韧性和伸展度,有舒通经络,活跃气血的作用。

虎戏结束,两手侧前上提,内合下按做一次调息。

鹿戏

鹿戏的手形是鹿角——中指、无名指弯曲,其余三指伸直张开。练习鹿戏时,要模仿鹿轻逸安闲自由奔放神态。

鹿戏由鹿抵和鹿奔两个动作组成。

1. 鹿抵

练习时以腰部转动来带动上下肢动作,配合协调。

动作一:握空拳,双臂向右侧摆起,与肩等高时拳变鹿角。

动作二:随身体左转,双手向左后方伸出。

动作三:双腿微屈,重心右移,左脚提起,向右前方着地,屈膝,右腿蹬直收回。

提腿迈步,两手画弧,转腰下势,收回。

【错误与纠正】

易犯错误:落步时脚尖朝前,没有外展。身体侧曲不够,未能注视右脚后跟。

纠正方法:落步时脚尖外展接近 90°,身体稍前倾,左肘压紧腰侧,右手充分后伸,展开右腰侧,增加腰部旋转,使眼睛通过左肩上方看到右脚跟。

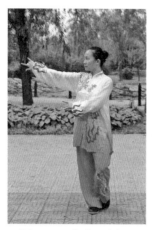
图 5-12　鹿戏　鹿抵 1

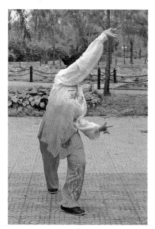
图 5-13　鹿戏　鹿抵 2

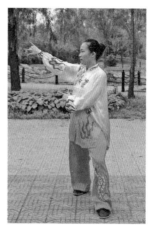
图 5-14　鹿戏　鹿抵 3

【功法作用】

鹿抵运动腰部,练习能够提高腰部肌肉力量和运动弧度,具有强腰护肾的作用。

2. 鹿奔

动作一:左脚向前迈步,两臂前伸。

动作二:收腹拱背,重心前移。

动作三:左脚收回。

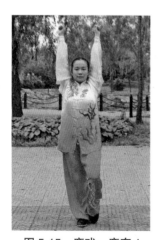
图 5-15　鹿戏　鹿奔 1

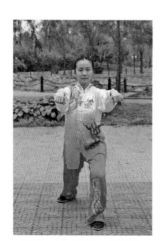
图 5-16　鹿戏　鹿奔 2

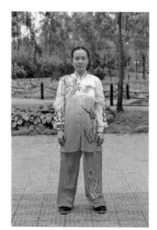
图 5-17　鹿戏　鹿奔 3

【动作要点】

注意换脚:五禽戏左右势动作转换中,有鹿奔这个小换步。注意腕部动作:双手握空拳向前画弧,最后屈腕。重心后坐时手变鹿角,内旋前伸,手背相对还要含胸低头,使肩背部形成横弓。同时,尾闾前叩,收腹,腰背部形成竖弓。重心前移呈弓步,两手下落。

换右势:注意小换步,收左脚,脚掌着地时右脚跟提起,向前迈步,重心后坐,再前移。

【功法作用】

鹿奔动作使肩关节充分内旋,伸展背部肌肉,运动了脊柱关节。

鹿戏结束,双手侧前上提,内合下按,做一次调息。

熊戏

熊戏的手形是熊掌——手指弯曲,大拇指压在示指、中指的指节上,虎口撑圆。

大自然的熊表面上笨拙缓慢,其实,内在充满了稳健厚实的劲力。

熊戏由熊运和熊晃两个动作组成。

1. 熊运

动作一:双手呈熊掌置于腹下,上体前俯随身体顺时针画弧——向右、向上、向左、向下,感受到由脊柱的运动带动肌肉的运动,从而挤压按摩脏腑,眼神随身体运而向右、向上、向左、向下看。

动作二:逆时针画弧——向左、向上、向右、向下,其余动作与动作一同。

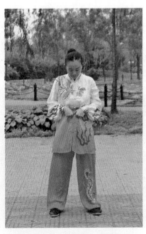
图5-18　熊戏　熊运1

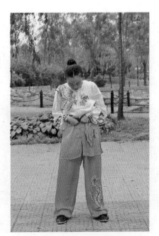
图5-19　熊戏　熊运2

【动作要点】

练习时要体会腰腹部压紧和放松。

【错误与纠正】

易犯错误:手在胸腹部主动挪转。另一个常见错误是腰部绕水平转动。

正确方法:两腿保持不动,固定腰胯。开始练习时手下垂放松,只体会腰腹部的立圆摇转,待熟练后再带动两手在腹前绕立圆,动作配合要协调自然。

熊运动作可以配合呼吸:手上提时吸气,向下时呼气,再逆时针摇转。

【功法作用】

熊运可以调理脾胃,促进消化功能,对腰背部也有锻炼作用。

2. 熊晃

动作一:右手前摆,左手后摇,左侧髋部上提,右腿着力。

动作二:左手随左腿前进,落步屈腿。

动作三:右手随前摆,左手后摇,身体随之后坐。

动作四:右肩前靠,随之右手前摆。后换作右势。

【动作要点】

身体自然下压,膝踝关节放松,全脚掌着地,使振动传到髋部。重心转移时腰部两侧交替压紧,放松。

上下肢动作要配合协调。初学时提髋动作可以单独原地练习:双肩不动,收紧腰侧,以髋带腿,左右交替,反复练习。

【功法作用】

熊晃能起到锻炼中焦内脏和肩骨髋关节的作用。

熊戏结束,两手侧前上提,内合下按做一次调息。

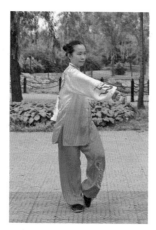 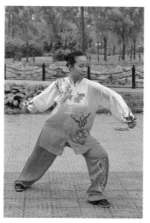

图 5-20　熊戏　熊晃 1　　　图 5-21　熊戏　熊晃 2

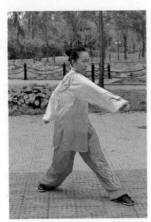

图 5-22　熊戏　熊晃 3

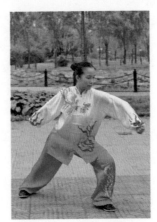

图 5-23　熊戏　熊晃 4

猿戏

猿戏有两个手形——猿勾：五指撮拢，屈腕。握固：大拇指压在无名指指跟内侧，其余四指握拢。

猿猴生性活泼，机灵敏捷，猿戏要模仿猿猴东张西望，攀树摘果的动作。

猿戏由猿提和猿摘两个动作组成。

1. 猿提

动作一：双手置于体前。

动作二：十指撑开，快速捏拢成猿勾。

动作三：肩上耸，缩脖，手上提，收腹提肛，脚跟提起。

动作四：头向左转。

动作五：头转回，肩放松，脚跟着地，两手变掌下按至腹前。再做右式。

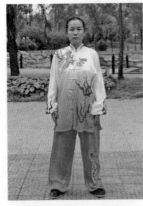

图 5-24　猿戏　猿提 1

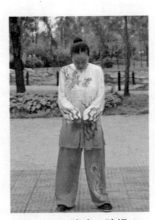

图 5-25　猿戏　猿提 2

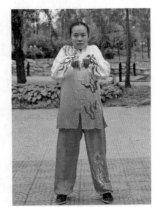

图 5-26　猿戏　猿提 3

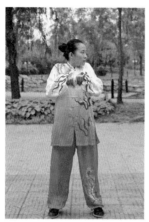
图 5-27 猿戏 猿提 4

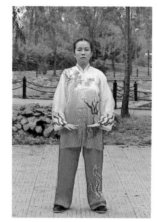
图 5-28 猿戏 猿提 5

【动作要点】

注意:重心上提时先提肩,再收腹提肛,脚跟提起。重心下落时先松肩,再松腹落肛,脚跟着地。以膻中穴为中心,含胸收腹,缩脖提肛,两臂内夹,形成上下左右的向内合力,然后再放松还原。重心上提时要保持身体平衡,意念中百会上顶,身体随之向上。

【功法作用】

猿提可以起到按摩上焦内脏,提高心肺功能的作用。

2. 猿摘

动作一:退步摆掌,松肩画弧,眼先随左手转动。

动作二:左顾右看,当手摆到头右侧时,转头看右前上方,意想发现树上有颗桃。

动作三:下按上步。

动作四:摘果,向前越步,攀树摘果。

动作五:落步,收回。变勾速度要快,落步收回变掌捧桃,左手下托。

动作六:两手自然放松落于两侧,准备相反动作重复一次。

【动作要点】

注意上下肢的协调配合。

【功法作用】

猿摘可以改善神经系统功能,提高机体反应的敏捷性。

猿戏结束,两手侧前上提,内合下按,做一次调息。

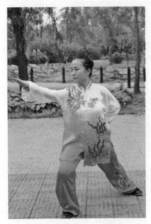

图 5-29　猿戏　猿摘 1

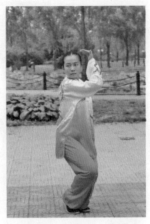

图 5-30　猿戏　猿摘 2

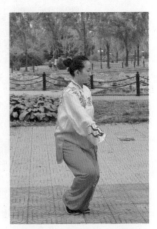

图 5-31　猿戏　猿摘 3

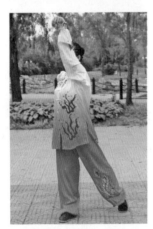

图 5-32　猿戏　猿摘 4

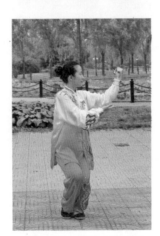

图 5-33　猿戏　猿摘 5

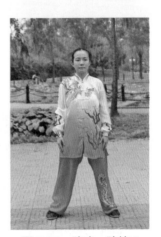

图 5-34　猿戏　猿摘 6

鸟戏

鸟戏的手型是鸟翅——中指和无名指向下,其余三指上翘。

练习鸟戏时,意想自己是湖中仙鹤,昂首挺立,伸筋拔骨,展翅翱翔。

鸟戏由鸟伸和鸟飞两个动作组成。

1. 鸟伸

动作一:两手腹前相叠,上举至头前上方,手掌水平,身体稍前倾。

动作二:两手下按至腹前,身体下蹲。

动作三:向后呈人字形分开后伸,两膝伸直,保持身体稳定。

【动作要点】

双手上举时耸肩缩颈,尾闾上翘,手部水平。下按时身体放松,重心右

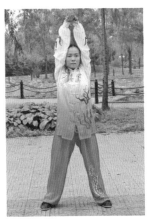
图 5-35　鸟戏　鸟伸 1

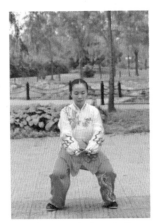
图 5-36　鸟戏　鸟伸 2

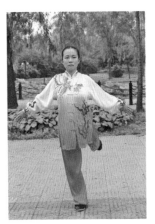
图 5-37　鸟戏　鸟伸 3

移后再后伸左腿,展开上体。

【功法作用】

鸟伸动作借助手臂的上举下按,身体松紧交替,起到吐故纳新,疏通任督二脉经气的作用。

2. 鸟飞

动作一:双手在腹前相合。

动作二:侧平举,提腿独立。平举时手腕比肩略高,立腿下落再上举提腿,下落。换作右势。

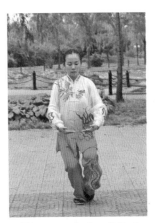
图 5-38　鸟戏　鸟飞 1

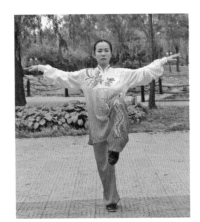
图 5-39　鸟戏　鸟飞 2

【动作要点】

先单独练习上肢动作:先沉肩再起肘,最后提腕。下落时先松肩再沉肘按掌,使肩部、手臂形成一个波浪蠕动,有利于气血运行。

再练习下肢动作:一腿提膝时,支撑腿伸直。下落时支撑腿随之弯曲,脚尖点地再提膝。

【功法作用】

练习鸟飞时要上下肢协调配合,身体保持平衡,经常练习可锻炼心肺功能,活动四肢关节,提高平衡能力。

鸟戏结束,两手侧前上提,内合下按,做一次调息。

引气归原

动作一:两手侧举,掌心向上举至头顶上方。

动作二:下按时掌心向下沿体前自然下落。

动作三:两手放于两侧。

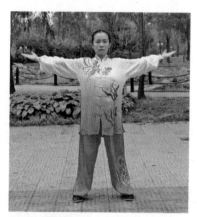

图 5-40　引气归原 1

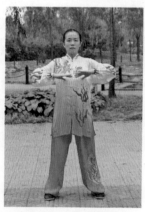

图 5-41　引气归原 2

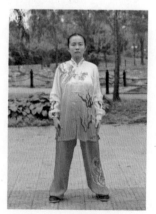

图 5-42　引气归原 3

【功法作用】

该动作能起到和气血,通经脉,理脏腑的功效。

待呼吸均匀,意念归于丹田,双眼慢慢睁开合掌搓手至手心发热。浴面,可重复数次,最后两掌向上过耳后沿体前缓缓下落,两臂自然下垂,两脚并拢。通过收功,使身体舒泰安康,恢复常态。

易筋经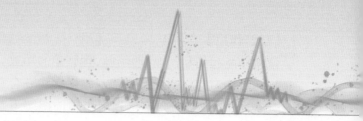

　　易筋经是古代流传下来的养生方法,在我国传统功法发展中有较大影响,千百年来受到广大群众欢迎。易筋经源自古代导引术,历史悠久,为何人所创,历来众说纷纭。大多认为易筋经与洗髓经、少林武术等皆为达摩所传。达摩原为南天竺国(南印度)人,是我国禅宗初祖。

　　传统易筋经侧重于从宗教、中医、阴阳五行学说等视角对功理、功法进行阐述,并且形成了不同流派,收录于不同的著作中。本套易筋经功法继承了传统"易筋经十二势"的精要,融科学性与普及性于一体,其格调古朴,蕴涵新意。各势动作都是连贯的有机整体,动作注重伸筋拔骨,舒展连绵,刚柔相济;呼吸要求自然,动息相融;意随形走,以形导气,不重意念;易学易练,健身效果明显。

一、易筋经功法特点

1. 动作舒展,伸筋拔骨

　　功法中的动作,无论是上肢、下肢还是躯干等,都要求有较充分的屈伸、外展内收、扭转身体等运动,使人体骨骼及大小关节在传统定势动作的基础上,尽可能地呈现多方位、广角度的活动。目的是通过"拔骨"的运动来"伸筋",牵拉人体部位的前、后、内、外等不同的大、小肌肉群、筋膜,及人体大小关节处的肌腱、韧带、关节囊等结缔组织,促进活动部位的血液循环,改善组织的营养代谢,提高肌肉、肌腱、韧带等软组织的柔韧性、灵活性,改善人体骨骼、关节、肌肉等组织的活动功能,达到强健身体的目的。

2. 柔和匀称,协调美观

　　功法在传统"易筋经十二定势"基础上进行的改编,增加了动作之间的连接,动作变化过程清晰、柔和。如肢体的轨迹方向,为前、后、左、右、上、下;肢体运动路线的轨迹,为简单的直线、弧线等;运动轨迹的幅度,以关节为轴的自然活动角度所呈现的身体活动范围;整套功法的动作速度,是匀速缓慢地移动身体或身体局部;动作力量上,要求肌肉相对放松,用力圆柔而轻盈,不过度用力,不僵硬,刚柔相济。每势之间全无繁杂、重复动作,便于中老年群众练习,同时对部分动作难度做了不同程度要求,也适合青壮年习练。

功法动作要求上肢与躯干之间,肢体与肢体之间的左右、上下,以及肢体左右的对称与非对称,都应有机地整体协调运动,彼此相随,密切配合。因此,本功法呈现出动作舒展、连贯、柔畅、协调、动静相兼的特点,同时,在精神内含的神韵下,给人以美的享受。

3. 注重脊柱的旋转屈伸

脊柱是人体的中轴,又称"脊梁",由椎骨、韧带、脊髓等组成,具有支持体重、运动、保护脊髓及其神经根的作用。神经系统是由位于颅腔和椎管里的脑和脊髓以及周围神经组成,控制和协调各个器官系统的活动,使人体成为一个有机整体以适应内外环境的变化。因此,脊柱旋转屈伸的运动有利于对脊髓和神经根的刺激,以增强其控制和调节功能。本功法的主要运动形式是以腰为轴的脊柱旋转屈伸运动,如"九鬼拔马刀势"中的脊柱左右旋转屈伸动作;"打躬势"中椎骨节节拔伸前屈,卷曲如勾和脊柱节节放松伸直动作;"掉尾势"中脊柱前屈并反伸的状态下,做侧屈、侧伸动作。因此,本功法通过脊柱的旋转屈伸运动以带动四肢、内脏的运动,在松静自然、形神合一的状态下完成动作,起到健身、防病、延年、益寿的作用。

二、适合心脏康复分期

该功法伸筋拔骨,动作刚柔相济。易筋经虽然是古代著名功法,但因动作有一定的强度,对于患者来讲相对难做,因此适合病情相对较轻的患者,对心脏康复有着较好的辅助作用,尤其适用于 2.5 期、3 期心脏康复患者。

三、动作讲解

 视频 6　易筋经演示

预备势

双脚分开,松静站立,双臂自然下垂,目视前方,调匀呼吸,意守丹田。

【动作要点】

全身放松,身体中正,呼吸自然,心平气和。

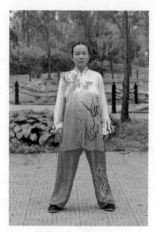

图 6-1　预备势 1

【功法作用】

宁静心神,调整呼吸;内安五脏,端正身形。

韦陀献杵第一势

动作一:两手向前分抬合十,十指朝前。

动作二:两手合十反转,十指停于胸前膻中穴外,式定后约静立一分钟。

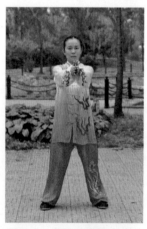

图 6-2　韦陀献杵第一势 1

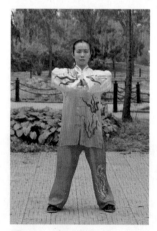

图 6-3　韦陀献杵第一势 2

【动作要点】

松肩虚腋,气定神敛。

【功法作用】

均衡左右气机,改善神经、体液调节功能,消除疲劳。

韦陀献杵第二势

动作一：两手再次向前合十，十指朝前。

动作二：双掌从胸前向体侧平开，手心朝上，成双臂一字状；双足后跟翘起，脚尖着地，双目瞪睛平视；心平气和。式定约静立半分钟。

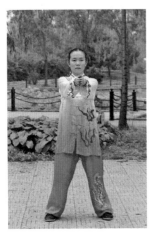 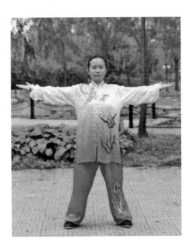

图 6-4　韦陀献杵第二势 1　　　　图 6-5　韦陀献杵第二势 2

【动作要点】

坐腕立掌，双掌外撑，力在掌根。

【功法作用】

疏通上肢经络，调练心肺之气，提高肩臂肌肉力量，改善肩关节活动功能。

韦陀献杵第三势

动作一：双掌分别上抬，至两臂成 U 字状时，双肘微弯，掌心朝上，尽力上托；同时咬齿，舌抵上腭，气布胸际。式定后约静止半分钟。

动作二：两手落下，成预备势。

【动作要点】

双掌上托时，力达四肢，脊柱竖直，提踵稍前倾。双臂夹耳，目视前方。

【功法作用】

调理三焦之气，改善肩关节活动功能，提高四肢肌肉力量，促进全身血液循环。

摘星换斗势

动作一：左脚稍向左前方移步，与右脚形成斜八字，随势右弓步，伸出左

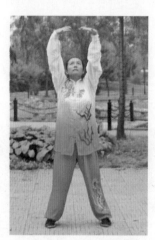
图6-6　韦陀献杵第三势1

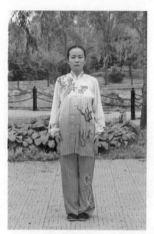
图6-7　韦陀献杵第三势2

手,顺式旋转。

动作二:随后重心落于右腿,左虚步。左手高举伸直,掌心向下,头微左斜,双目仰视左手心;右臂屈肘,自然置于背后。

动作三:左手掌心朝上,从左面侧画弧至腹前。

动作四:头往上顶,双肩后挺;呼气时,全身放松,再左右两侧交换姿势锻炼。

【动作要点】

转身时以腰带肩,以肩带臂;目视掌心,意注命门。

【功法作用】

壮腰健肾,延缓衰老;增强颈肩腰等部位的活动功能。

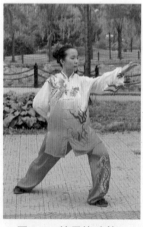
图6-8　摘星换斗势1

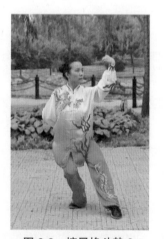
图6-9　摘星换斗势2

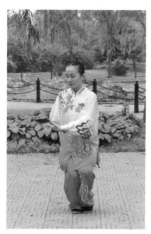

图 6-10　摘星换斗势 3

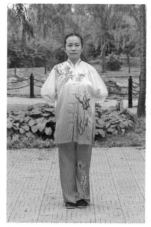

图 6-11　摘星换斗势 4

倒拽九牛尾势

动作一：左脚前跨一步，屈膝成左弓步。双手前后平举，立掌。

动作二：左手握拳，左臂屈肘举至前上方，双目观拳；右手握拳斜垂于背后。

动作三：俯身使肘部与膝部相交。

动作四：仰身使后腰至最大弧度，后手与地面垂直。

动作五：回复动作二，左手握拳，左臂屈肘举至前上方，双目观拳；右手握拳斜垂于背后。

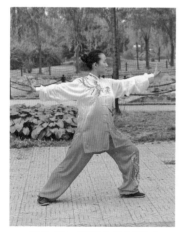

图 6-12　倒拽九牛尾势 1

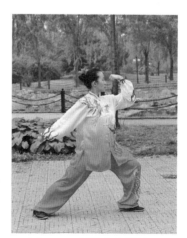

图 6-13　倒拽九牛尾势 2

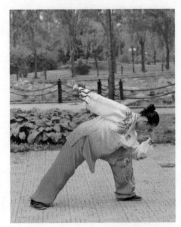

图 6-14 倒拽九牛尾势 3

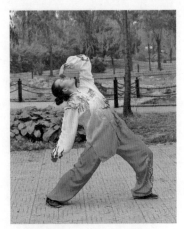

图 6-15 倒拽九牛尾势 4

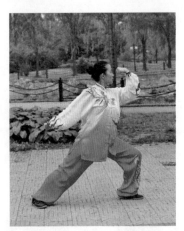

图 6-16 倒拽九牛尾势 5

【动作要点】

转身时以腰带肩,以肩带臂,力贯双膀;掌握重心,身体平衡。

【功法作用】

腰部扭动,带动肩胛活动,刺激背部夹脊、肺俞、心俞等穴位,疏通夹脊,调练心肺;改善血液循环,提高四肢肌肉力量和活动功能。

出爪亮翅势

动作一:双脚并立,双臂向前平举,立掌,掌心向前,十指用力分开,虎口相对,双眼怒目平视前方,随势脚跟提起,以双脚尖支持体重。

动作二:两手自然回收,落于两侧。

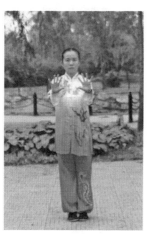
图 6-17　出爪亮翅势 1

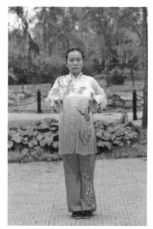
图 6-18　出爪亮翅势 2

【动作要点】

出掌时先轻如推窗,后重如排山,收掌时如海水还潮,充分展肩扩胸。

【功法作用】

通过引导,促进自然清气和真气在胸中交汇融合,改善呼吸功能和全身气血;提高胸背部和上肢肌肉力量。

九鬼拔马刀势

动作一:脚尖相衔,足跟分离成八字形;双臂向前成叉掌立于胸前。

动作二:左手屈肘经下往后,成勾手置于身后,指尖向上。

动作三:右手由肩上屈肘后伸,拉住左手指,使右手成抱颈状,足趾抓

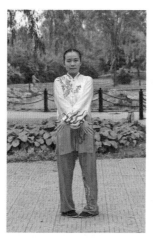
图 6-19　九鬼拔马刀势 1

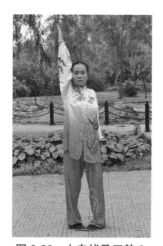
图 6-20　九鬼拔马刀势 2

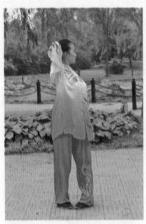

图 6-21　九鬼拔马刀势 3

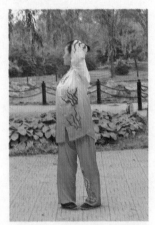

图 6-22　九鬼拔马刀势 4

地,身体向左旋转。

动作四:保持右手抱颈状不变,腰部向右旋转,目视后方。

【动作要点】

对拔、拉、伸动作要尽量用力,身体协调;合臂时,身后之臂主动上推,重心稳定,上下起伏。

【功法作用】

身体的扭曲、伸展运动,全身真气开、合、启、闭,按摩脾胃,强健肾脏;疏通玉枕关、夹脊关;提高肩部、腰背部肌肉力量,改善关节活动。

三盘落地势

动作一:左脚向左横跨一步,上体挺直,再屈肘翻掌向上,小臂平举如托重物状。

动作二:稍停片刻,身体下沉,成马步,同时双手翻掌向下,小臂伸直放松,如放下重物状。

动作三:动作随呼吸进行,再次吸气时,双手翻掌朝上,如托物状。

【动作要点】

下蹲时松腰、裹臀,起身时,双掌如托千斤重物。下蹲与起身时,上体始终保持正直。

【功法作用】

心肾相交,水火既济。增强下肢力量,壮丹田气,强腰固肾。(心主火,肾主水。)

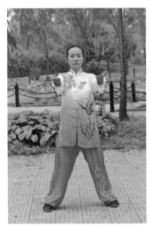
图 6-23　三盘落地势 1

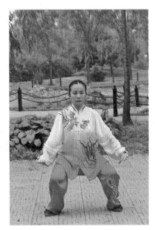
图 6-24　三盘落地势 2

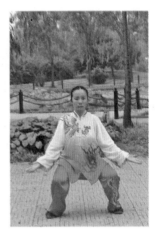
图 6-25　三盘落地势 3

青龙探爪势

动作一：双脚开立，左手护腰，右手上举。

动作二：右手向左前方伸探，上体左转。

动作三：腰部自左至右转动，右手亦随之自左至右水平画圈，手画至前上方时，上体前倾，同时呼气，画至身体左侧时，上体伸直，同时吸气。再左右交换，动作相反。

【动作要点】

目随"爪"走，意存"爪"心；动作自然协调，一气呵成。前俯时双腿伸直。

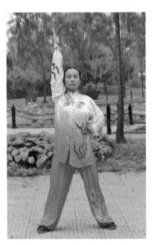
图 6-26　青龙探爪势 1

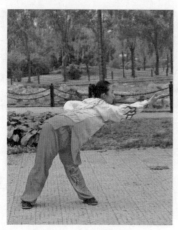
图 6-27　青龙探爪势 2

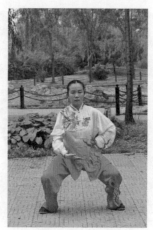
图 6-28　青龙探爪势 3

【功法作用】

中医说"两胁属肝""肝藏血,肾藏精",二者同源,该功法可以疏理肝气、调畅情志;改善腰部及下肢肌肉的活动功能。

卧虎扑食势

动作一:左脚向前跨步,成左弓势;双手成爪放在两侧。

动作二:重心后移,两手顺时收回腰间。

动作三:两爪再次向前扑出,微用力,力达指尖。再左右交换,动作相反。

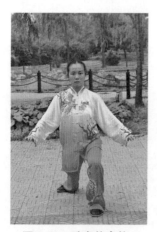
图 6-29　卧虎扑食势 1

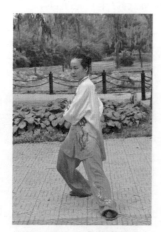
图 6-30　卧虎扑食势 2

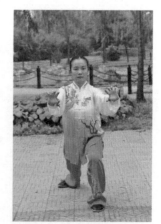
图 6-31　卧虎扑食势 3

【动作要点】

用躯干的活动带动双手前扑绕环;抬头、瞪目时,力达指尖,腰背部成反弓形。

【功法作用】

疏伸、调养任脉,改善腰腿肌肉活动功能,强健腰腿。

打躬势

动作一:双脚开立,脚尖内扣。

动作二:两手仰掌缓缓由左右而上,直至双掌捂住双耳。

动作三:用力合抱头后部,手指弹敲小脑后片刻。

动作四:配合呼吸做屈体动作:吸气时,身体挺直,目向前视,头如顶物。

呼气时,直膝俯身弯腰,双手用力使头探于膝间作打躬状,勿使脚跟离地。

根据体力而行。

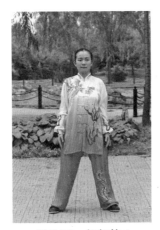

图 6-32　打躬势 1

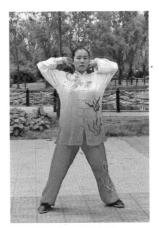

图 6-33　打躬势 2

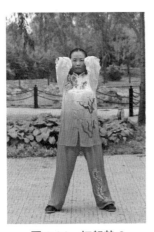

图 6-34　打躬势 3

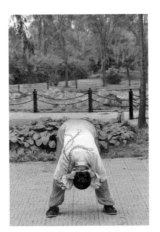

图 6-35　打躬势 4

【动作要点】

体前屈时,直膝,双肘外展;前屈时,脊柱由头经颈椎、胸椎、腰椎、骶椎,由上向下逐节前屈;直立时由下向上逐节伸直。

【功法作用】

锻炼督脉,充足阳气。鸣天鼓可以醒脑、聪耳、消除大脑疲劳。

掉尾势

动作一:两手上举,有顶天立地之势。

动作二:转腰侧向左方,双脚不移,左脚步变虚,右腿变实,右膝微屈。

动作三:双手保持交叉,沿地面画弧移至左脚外侧。

动作四:双臂保持伸展,自左方高举转头,逐渐向下,掌心朝下,仰面观天。再起身反方向重复上述步骤。

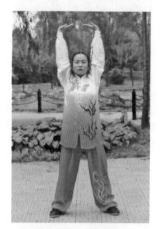

图 6-36　掉尾势 1

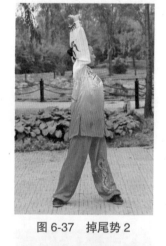

图 6-37　掉尾势 2

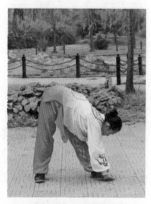

图 6-38　掉尾势 3

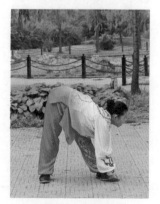

图 6-39　掉尾势 4

【动作要点】

扭头转臀时,头与臀做相向运动。高血压、颈椎病以及年老体弱者,动作要小而缓慢。

【功法作用】

强化腰背肌肉力量,改善脊柱各关节和肌肉的活动功能。

收势

两脚收回并拢,调整呼吸,松静站立,两臂下垂,目视前方,调匀呼吸,意守丹田。

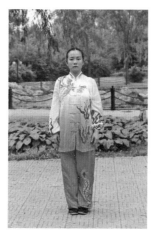

图6-40　收势1

注意:在动作练习中,动作幅度以及难度,应根据个人情况,因人而异。尤其是老年人、高血压以及颈椎病、腰椎病等患者,应循序渐进,动作缓慢,幅度由小到大,根据自身情况调整动作幅度。

四、习练要领

1. 精神放松,形意合一

在练习过程中,精神放松,心情平静,不做任何附加的意念引导。精神意识需放松、平静,不要求意守某个点或部位,要求意随形体动作的运动变化而变化。习练中,以调身为主,动作变化导引气血运行,意随形走,意气相随,自然地达到健身养生的作用。在某些动作中,配合意识活动。如"韦托献杵三势"中双手上托时,用意念观注两掌;"摘星换斗势"中要求目视上掌,意存腰间命门;"青龙探爪势"时要求意存掌心;"三盘落地势"中下按、上托时,两掌有如拿重物;"出爪亮翅势"中伸肩、撑掌时,两掌有排山之感;"倒拽九牛尾势"中拽拉时,两膀如拽牛尾;"打躬势"中脊椎屈伸时,应体会如"勾"样的卷曲伸展运动。要求意随形走,"用意"要轻,如似有似无,切忌刻意执着于意识。

2. 呼吸自然,贯穿始终

呼吸要自然,柔和流畅,有利于身心放松。心平气和,使身体运动协调。因此,在练习"易筋经"中,以自然呼吸为主,身体运动始终保持柔和协调,即动作与呼吸不出现相互约束的现象。练习者应按照自己的身体状况和掌握动作的情况进行协调,自然呼吸。

在某些环节中要主动配合动作进行自然呼或自然吸。如"韦托献杵三势"中,双掌上托时自然吸气;"倒拽九牛尾势"中,收臂拽拉时自然呼气;"九鬼拔马势"中,展臂扩胸时自然吸气,松肩收臂时自然呼气,含胸合臂时自然呼气,起身开臂时自然吸气;"出爪亮翅势"中,两掌重如排山时自然呼气,等等。因为这些动作的变化使人体胸廓随之发生了扩张或缩小变化,而胸廓的扩张是吸气的过程,胸廓的缩小是呼气的过程。因此,在练习本功法时,应配合动作,随胸廓的扩张或缩小而自然吸气或呼气。

3. 刚柔相济,虚实相兼

本功法动作有"刚"有"柔",且"刚""柔"之间是不断相互转化的。"刚"就是动作的劲力处于相对较强的状态,即肌肉处在用力的收缩工作中,此时的动作变化也基本处于动作终点定式。"柔"是指动作的放松,肌肉的工作处于等张收缩状态,身体动作处在变化过程中。本功法中许多动作都体现了"刚"与"柔"相互间的转换,有张有弛,有升有降,是阴阳对立统一的辩证关系。如"倒拽九牛尾势"中,双臂的内收旋转逐渐拽拉至止点是刚,为实;随后身体以腰转动、两臂伸展至下次收臂拽拉前是柔,为虚;"出爪亮翅势"中,双掌立于胸前呈扩胸展肩时,肌肉收缩的张力增大为刚,是实;当松肩伸臂时,两臂肌肉等张收缩,上肢是放松的,为柔;两臂伸至顶端,外撑有重如排山之感时,肌肉张力又再次增大为刚,是实。这些动作,要求健身者在练习本功法时,用力之后应当松柔,松柔之后尚需适当有刚。这样,动作才不会呈现机械的僵硬现象,也不会出现疲软无力的松弛状况。

因此,练习本功法时,要有"刚"和"柔""虚"与"实"之分。但习练动作不能绝对的"刚"和"柔",应做到"刚"与"柔""虚"与"实"的相对性,即"刚中含柔""柔中有刚"。否则,用力过"刚",则会出现使蛮力、僵力,并影响呼吸,破坏宁静的心境状态;动作过"柔",则出现软化、松懈,起不到良好的健身效果。因此,应力求虚实适宜,刚柔相兼。

4. 循序渐进

练习本功法时,不同年龄、不同体质、不同疾病、不同体态的练习者,可以根据自己的实际能力和健康状态等,灵活自由地选择各式动作的活动幅度或个别动作的姿势。如"三盘落地势"中屈膝下蹲的幅度;"卧虎扑食势"中两手十指是否着地,以及姿势的选择等。各式动作都要求以人为本地进行练习,要以练习者自身的身体健康状况或能力等,辩证地处理好人体与各式动作的关系,不可急于求成。应当做到由易到难,从浅至深,循序渐进。必须明确,练习最根本的目的是要达到健身的效果,而不是要在技术动作上做到多规范,或者达到多大难度。

注意个别动作配合发音。另外,本功法在某些特定动作的过程中,要求以口呼气,并且发音,但无声。如"三盘落地势"中,身体下蹲同时两掌下按时,要求配合动作口吐"嗨"音,其目的就是为了下蹲时气下沉入丹田,而不能因下蹲时下肢紧张而引起气逆,同时口吐"嗨"音,气沉丹田,可以起到强肾、壮丹田气的作用。因此,在该式动作中要求配合口吐音,呼气,并注意口形,吐"嗨"音口微张,上唇着力压于龈交穴,下唇松,不着力于承浆穴,口吐"嗨"音从喉发出。这是本法中"调息"的特别之处。

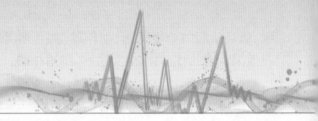

马王堆导引术

马王堆导引术是我国有记载的最悠久的养生健身功法,堪称中国养生功法的瑰宝。武术博士生导师邱丕相教授,经过多年悉心研究,把它归纳成三大系列三十二个动作。

一、马王堆导引术功法特点

新编的马王堆导引术依据出土的《导引图》,以循经导引、行意相随为主要特点,围绕肢体开合提落、旋转屈伸、抻筋拔骨进行动作设计,特点是古朴优美、内外兼修,集修身、养性、娱乐、观赏于一体,动作优美,衔接流畅,简单易学,安全可靠,适合不同人群练习,具有祛病强身、延年益寿的功效。

二、马王堆导引术适合心脏康复分期

马王堆导引术新编功法既循古法,又有创新,能循经导引、行意相随,动作古朴优美、内外兼修,动作幅度较小,适合 3 期心脏康复患者。

三、动作讲解

 视频 7　马王堆导引术演示

预备势

双脚并步站立,保持头正颈直,并且下颌微收,含胸拔背;双臂下垂,周身中正;唇齿轻叩,舌抵上腭;目视正前方。

【动作要点】

松静站立,自然呼吸;面容安详,内心平静。

【功法作用】

身心调整,渐入练功状态。

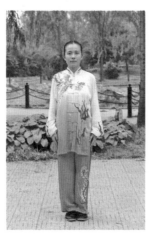

图 7-1 预备势 1

起势

动作一:两脚同肩宽,微展肩,两手贴于裤缝,再外旋,掌心向前。

动作二:双掌自体侧向前缓缓抬起,掌心斜向上,吸气;微提脚后跟,双掌上抬至胸前膻中穴高度。

动作三:接上势,转掌心向下,双掌缓缓下按,至两胯旁,呼气,落脚后跟;脚趾微抓地。

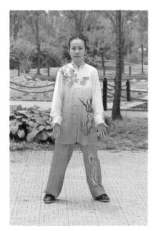

图 7-2 起势 1

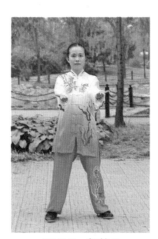

图 7-3 起势 2

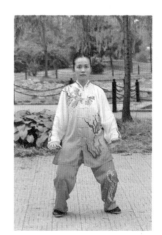

图 7-4 起势 3

【动作要点】

百会穴上领,保持中正安舒。

按掌与托掌转换时,注意旋腕。

抬掌时意念劳宫穴,按掌时意念下丹田。

【功法作用】

双掌上抬、下按,配合呼吸,引导清气上行,浊气下降,使练习者逐步进入练功状态;抬掌按掌,提踵抓地的有节律运动,改善练习者手足末端的气血循环,起到温煦手足的作用。

第一势　挽弓

动作一:双掌向上抬起至胸前平举,掌心斜相对,指尖向前;掌心和膻中穴同高,虚腋;双掌间距为10cm,掌心相对;目视前下方。

动作二:展肩扩胸,带动双掌向身体两侧分开,约与肩同宽;目视前下方。

动作三:松肩含胸,带动双掌逐渐相合,双掌间距约为10cm;目视前下方。

动作四:左脚脚跟碾地,脚尖外展90°;右脚前脚掌碾地,脚跟外旋约90°,身体左转;左臂前伸,左掌心向上,右臂屈肘后拉,右掌于肩前成挽弓式,右掌心向下;头略向后仰,髋关节向右顶出,右肩关节下沉;目视前上方。

动作五:左脚内扣,右脚跟内旋,身体右转向前。双掌收回于胸前,掌心相对,双掌间距约10cm;目视前下方。

动作六、七:同动作二、三。

动作八、九:同动作四、五,唯方向相反。

本势一左一右为一遍,共做两遍。

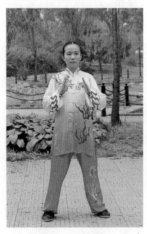
图7-5　挽弓1

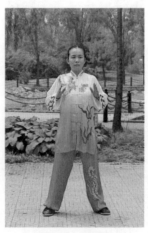
图7-6　挽弓2

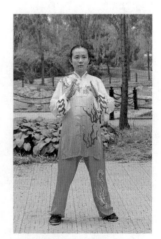
图7-7　挽弓3

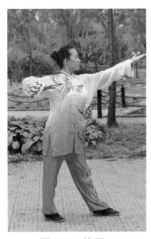
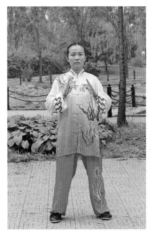

图 7-8　挽弓 4　　　　　图 7-9　挽弓 5

【动作要点】

扩胸展肩,抬头提髋与呼吸配合,开吸合呼。

沉肩与顶髋进行,不可过分牵拉。

伸臂时,意念从肩内侧(中府穴),经肘窝(尺泽穴)贯注到拇指端(少商穴)。

【功法作用】

扩胸展臂、抬头提髋,有效刺激内脏和拉伸颈肩部肌肉,利于颈、肩部不适的预防与调治;配合呼吸吐纳,利于祛除胸闷,改善气喘等。

第二势　引背

动作一:接上势,双臂垂落于身体两侧,目视前方。

动作二:双臂内旋向前下方插出,手臂与身体约成 30° 夹角;拱背提踵,拱背时,目视双掌示指指端。

动作三:接上势,落踵,重心右移,身体左转 45°,左脚向左前方迈步;两臂外旋提起,掌背摩肋;目视左前方。

动作四:重心前移,双臂经体侧弧线上摆,掌背相对,成勾手,高与肩平;右脚脚跟提起,目视两掌。

动作五:重心后移,身体后坐,右脚脚跟顺势下落;双掌心向外,微屈腕,伸臂拱背;目视手腕相对处。

动作六:重心前移,顺势提右脚跟,双掌下落按掌于体侧;头上顶,目视远方。

动作七：左脚收回，身体转正，双臂垂落于身体两侧；目视前方。

第八至第十二个动作：同第二至第七个动作，唯方向相反。

本势一左一右为一遍，共做两遍。

第二遍最后一动时，右脚收回并拢站立；目视前方。

【动作要点】

双臂内旋向前下方插出，手臂和身体约成 30° 夹角；拱背提踵，拱背时，目视双掌示指指端。

伸臂拱背要充分，双掌心向外，微屈腕；近视和远望的变化。

拱背时，意念从示指指端（商阳穴）经肘外侧（曲池穴）到鼻翼两侧（迎

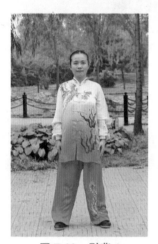

图 7-10　引背 1

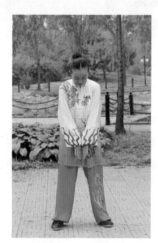

图 7-11　引背 2

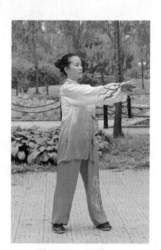

图 7-12　引背 3

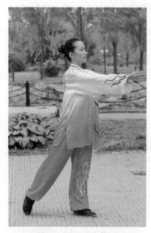

图 7-13　引背 4

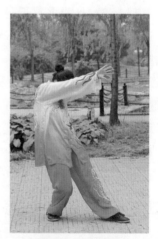

图 7-14　引背 5

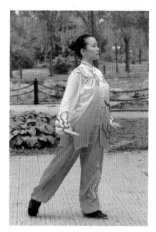 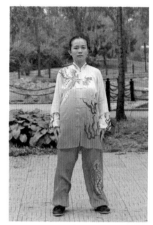

图 7-15 引背 6   图 7-16 引背 7

香穴)。

【功法作用】

伸臂拱背,肩、背部肌肉充分牵拉,利于改善肩、背部运动不适。

牵拉两胁,刺激肝胆,配合近观和远望,对眼睛不适有预防和调治作用。

第三势　凫浴

动作一:接上势。左脚向左横跨半步,右脚随之并拢,双腿屈膝半蹲;双掌由右向左摆至体侧后方,身体约成 45° 夹角;髋关节向右侧顶出;目视右前方。

动作二:以腰带动手臂由左向右摆动,掌心相对;目视斜后方。

动作三:双臂向上转动,举于头顶上方,身体直立;目视前上方。

动作四:双掌经体前自然下落,掌心向下,双掌垂落于身体两侧;目视前方。

第五至第八个动作:同第一至第四个动作,唯方向相反。

本势一左一右为一遍,共做两遍。

【动作要点】

以腰为纽,带左右摆臂和转体;顶髋摆臂旋腰;摆臂动作幅度可由小逐渐加大,要因人而异,量力而行。

双臂下落时,意念从面部(承泣穴)经腹侧(天枢穴)、胫骨外侧(足三里穴)到脚趾端(厉兑穴)。

【功法作用】

以腰为纽,带左右摆臂和转体,可以减少腰部脂肪的堆积,起到塑身作

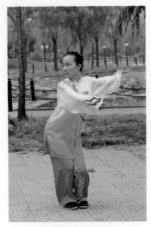

图 7-17　凫浴 1

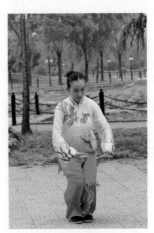

图 7-18　凫浴 2

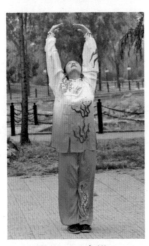

图 7-19　凫浴 3

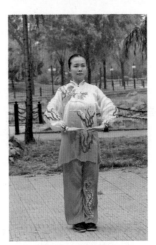

图 7-20　凫浴 4

用;顶髋摆臀旋腰,利于对肩、腰部运动不适的预防和调治。

第四势　龙登

动作一:双脚以脚跟为轴,脚尖外展成八字步;双掌提至腰侧,掌心斜向上;目视前方。

动作二:双腿屈膝下蹲;双掌向斜前方下插,意想浊气下降;全蹲时转掌心向上,在胸前呈莲花状;目视双掌。

动作三:起身直立,双掌缓缓上举,伸展于头顶上方;目视前上方。

动作四:双掌以手腕为轴外展,指尖朝外;脚跟提起;目视前下方。

动作五:双脚跟下落,双掌内合于胸前下按,指尖相对,双臂外旋翻掌;

双肩外展,中指点按大包穴;目视前方。

第六至第九个动作:同第二至第五个动作。

本势一下一上为一遍,共做两遍。

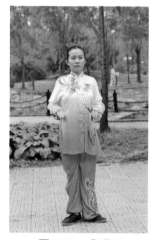

图 7-21　龙登 1

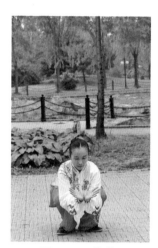

图 7-22　龙登 2

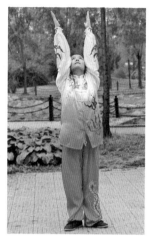

图 7-23　龙登 3

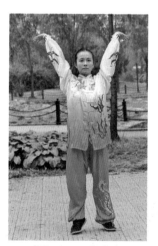

图 7-24　龙登 4

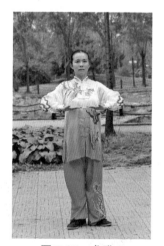

图 7-25　龙登 5

【动作要点】

蹲可选择全蹲或半蹲。

手掌外展提踵下看时,保持重心,全身尽量伸展。

双掌上举时,意想从脚大趾(隐白穴)上行,经膝关节内侧(阴陵泉穴)至腋下(大包穴)。

【功法作用】

双臂撑展，疏通"三焦"，利于祛除胸闷、气郁、气喘等症状。

提踵而立可发展小腿后肌群力量，拉长足底肌肉、韧带，提高平衡能力。

伸展屈蹲，舒展全身，改善颈、肩、腰、腿部运动不适的问题。

第五势　鸟伸

动作一：接上势。双脚以脚尖为轴，外展脚跟，开步站立，双脚间距和肩同宽；双臂内旋，以腰带动双臂由内外摆动，目视前方。

动作二：双臂外旋，以腰带动两臂，由内向外再摆动，幅度依次加大；目视前方。

动作三：身体前俯，上体与地面平行，双掌按于体前，抬头，目视前方。

动作四：下颌向内回收，由腰椎、胸椎、颈椎节节蠕动伸展，两掌随动作前摆下按，随即抬头，目视前方。

重复第一至第四个动作一遍。

动作五：身体直立，两掌自然垂落于身体两侧；目视前方。

本势第一至第五个动作为一遍，共做两遍。

【动作要点】

头颈和脊柱的运动要协调一致。

侧摆臂时，意念从腋下（极泉穴）经肘（少海穴）至小指端（少冲穴）。

【功法作用】

展臂前伸，利于颈、肩部运动不适预防和调治。

通过蠕动脊柱，利于对腰背部不适的预防和调治。

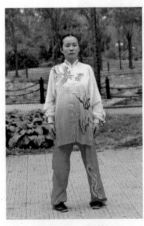
图7-26　鸟伸1

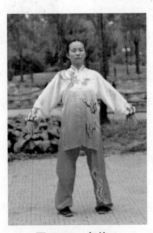
图7-27　鸟伸2

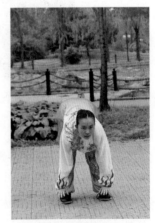
图7-28　鸟伸3

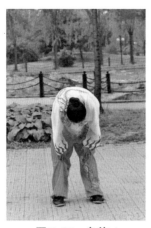 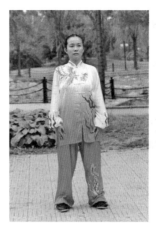

图 7-29　鸟伸 4　　　　　　　　图 7-30　鸟伸 5

第六势　引腹

动作一:接上势。左脚收回,双脚并步站立,双臂侧平举;目视前方。

动作二:右腿微屈膝,左髋向左顶出;左臂内旋,右臂外旋,双手掌心翻转;目视前方。

动作三:左腿微屈膝,右髋向右顶出;右臂内旋,左臂外旋,双手掌心翻转;目视前方。

第四至第五个动作:同第二至第三个动作。

动作六:接上势。左臂由体侧向上画弧,经头顶上方下落至胸前,右掌下落,经体前向上旋伸;双掌在胸前交叉,左掌在外,右掌在内;目视前方。

动作七:右掌继续旋伸,在头顶右上方翻掌,掌指朝左,掌心向上,左掌外旋下按至左胯旁,掌心向下,掌指朝前。

动作八:其余动作保持不变,将髋部左顶;目视左前方。

第九个动作至第十一个动作:同第六至第八个动作,唯动作方向相反。

动作十二:左掌经体侧向外画弧落下,双臂垂落于身体两侧,并步站立,目视前方。

【动作要点】

双臂内旋外展时,腹部放松。

上举时,上面手掌的小指对照肩部后侧(臑俞穴),下面手掌的拇指对照臀部(环跳穴)。

双掌上撑时,意念从小指端(少泽穴)经肘关节内侧(小海穴)至耳前(听宫穴)。

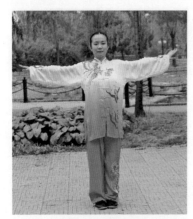

图 7-31　引腹 1

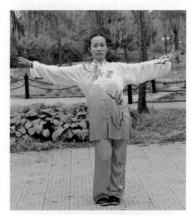

图 7-32　引腹 2

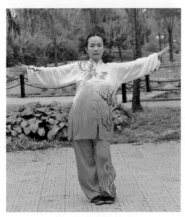

图 7-33　引腹 3

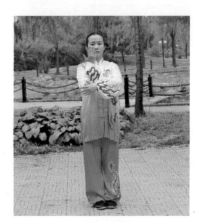

图 7-34　引腹 4

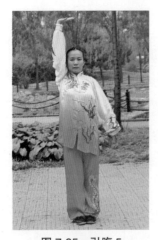

图 7-35　引腹 5

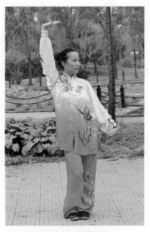

图 7-36　引腹 6

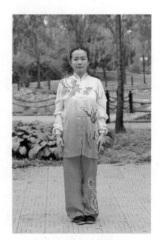

图 7-37　引腹 7

【功法作用】

双臂内旋外展,利于肩、肘、手部不适的预防。

髋关节的扭动,配合手臂动作,刺激内脏,有利于对消化不良、腹部胀气等症状的预防和调治。

第七势　鸱视

动作一:身体左转,右腿屈膝,左脚向左前方上步;双掌内旋摩两肋。

动作二:接上势,双掌经体侧向外画弧上举;左腿微屈,右脚缓缓前踢,脚面绷直;目视前方。

动作三:双臂上伸,两肩后拉,头前探;右脚勾脚尖;目视前上方。

动作四:右脚回落,左脚收回,并步站立;两臂经身体两侧下落;目视前方。

第五至第八个动作:同第一至第四个动作,唯方向相反。

本势一左一右各为一遍,共做两遍。

第二遍最后一动时,左脚收回,开步站立;目视前方。

【动作要点】

双臂上伸时,掌心向外;头微用力前探。

勾脚尖时,意念从头经后背、腘窝(委中穴)至脚趾端(至阴穴),勾脚后微停顿。

【功法作用】

伸臂拔肩,头颈前探,有利于颈、肩部运动不适的预防与调治。

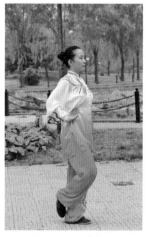
图 7-38　鸱视 1

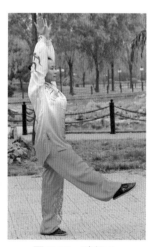
图 7-39　鸱视 2

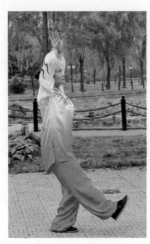

图 7-40　鸥视 3

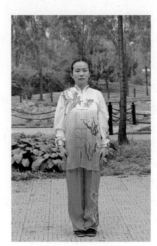

图 7-41　鸥视 4

上步抬腿踢脚,改善身体平衡能力,有利于颈、肩部运动的预防和调治。

第八势　引腰

动作一:接上势。两掌提至腹前,沿带脉摩运至身后;两掌抵住腰,四指用力前推,身体后仰;目视前方。

动作二:双掌自腰部向下摩运至臀部;身体前俯,双掌向下摩运,经两腿后面垂落于脚尖前;抬头,目视前下方。

动作三:转腰的同时左肩上提,带动左掌上提;头向左转,目视左侧方。

动作四:转腰落左肩,落左掌;头转正,目视前下方。

动作五:上体直立,双掌内旋,手背相对沿体中线上提至胸平;目视前方。

动作六:两掌下落至腹前,沿带脉两侧分开;两掌摩运至身后,两掌抵住腰,四指用力前推,身体后仰;目视前方。

第七至第十个动作:同第二至第五个动作,唯转头方向相反。

本势一左一右各为一遍,共做两遍。第二遍结束时,两掌自然垂落于身体两侧;开步站立,目视前方。

【动作要点】

左肩上提,右掌不动,转腰抬肩方向与头转方向要一致。前俯时,头部不要低垂。

两掌上举时,意念从脚底(涌泉穴)经膝关节内侧(阴谷穴)至锁骨下沿(俞府穴)。

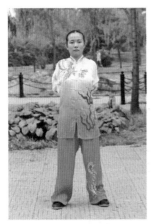

图 7-42　引腰 1

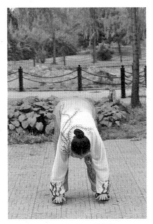

图 7-43　引腰 2

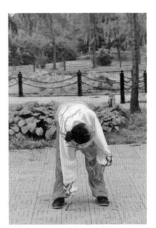

图 7-44　引腰 3

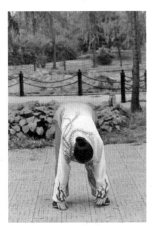

图 7-45　引腰 4

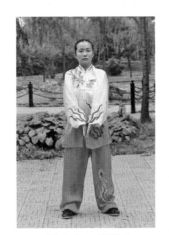

图 7-46　引腰 5

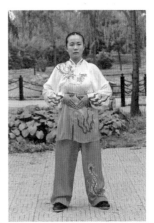

图 7-47　引腰 6

【功法作用】

前俯后仰,侧屈扭转,充分锻炼腰背肌,利于背部运动不适的预防和调治。

在前俯到位后拧转颈项,可以加大牵拉腰背肌的力量,有利于对颈部、背部运动不适的预防和调治。

第九势　雁飞

动作一:双脚并步站立,双臂侧平举,两掌心向下;目视前方。

动作二:左掌转掌心向上,与体侧成 45° 夹角;右臂下落;目视左掌。

动作三:双腿屈膝半蹲,双臂成一条直线;头左转,目视左掌。

动作四:保持身体姿势不变,唯头由左向右转动;目视右掌。

第五至第八个动作:同第一至第四个动作,唯方向相反。

本势一左一右各为一遍,共做两遍。第二遍结束时,双掌垂落身体两侧;并步站立,目视前方。

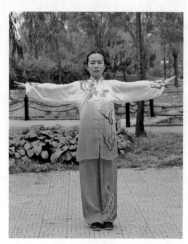

图 7-48　雁飞 1

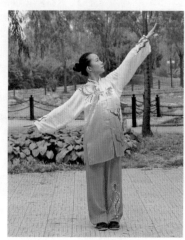

图 7-49　雁飞 2

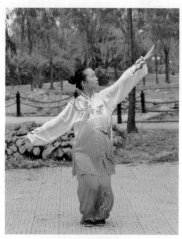

图 7-50　雁飞 3

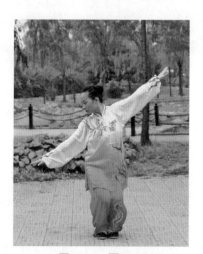

图 7-51　雁飞 4

【动作要点】

动作徐缓自如,注意抬掌和转头要协调。

转头下视时,意念从胸内(天池穴)经肘横纹中(曲泽穴)左中指端(中冲穴)。

【功法作用】

身体左右倾斜,可以调理全身气血,有平气血,宁心安神的功效。

第十势　鹤舞

动作一:开步,双膝微屈蹲,身体微右转,双腿直立,双臂前后平举,掌心向下,与肩同高;目视前方。

动作二:两腿屈膝下蹲,两掌随之向下按。

动作三:两腿直立,双臂随之向上平举;目视左方。

动作四:两臂屈肘收掌,两腿屈膝下蹲,两掌收于胸前。

动作五:向外按推;两腿再直立;目视后方。

动作六:双臂垂落于身体两侧,身体转正;双腿屈膝下蹲;目视前方。

第七至第十一个动作:同第一至第五个动作,唯方向相反。

本势一左一右为一遍,共做两遍。第二遍结束时,两掌自然垂落于身体两侧;开步站立,目视前方。

【动作要点】

整个动作舒展圆活、上下协调。

按推时,意念从手指端(关冲穴)经肘外侧(天井穴)至头面部(丝竹空穴)。

【功法作用】

双手臂前后摆动,可有效促进气血的运行,有利颈、肩、背、腰运动不适的预防和调治。

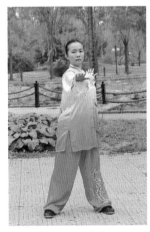
图 7-52　鹤舞 1

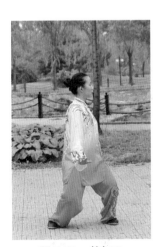
图 7-53　鹤舞 2

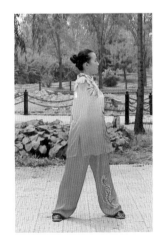
图 7-54　鹤舞 3

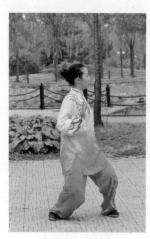

图 7-55 鹤舞 4

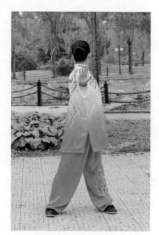

图 7-56 鹤舞 5

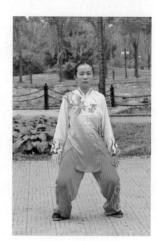

图 7-57 鹤舞 6

第十一势 仰呼

动作一：双掌心相对，上举至头顶；目视前上方。

动作二：双臂从两侧落下，上体微前倾，头后仰，挺胸，塌腰，目视前上方。

动作三：头转正，两臂外展。

动作四：双手翻掌下落，扶按于腰侧，指尖向下；双脚脚跟提起，目视前方。

动作五：双掌沿体侧向下摩运，双脚跟落下；双腿屈膝下蹲；目视前下方。

本势一上一下为一遍，共做两遍。第二遍结束时，两臂自然垂落于身体两侧；开步站立，目视前方。

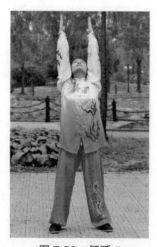

图 7-58 仰呼 1

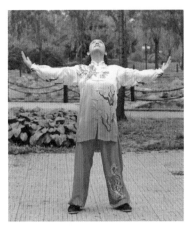

图 7-59　仰呼 2

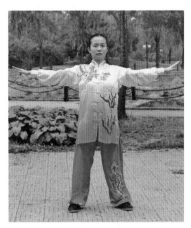

图 7-60　仰呼 3

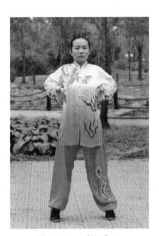

图 7-61　仰呼 4

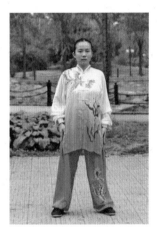

图 7-62　仰呼 5

【动作要点】

双臂分落至水平，颈部肌肉放松。

掌上举下落时，意念从头面部（瞳子髎穴）经身体外侧（环跳穴）到脚趾端（足窍阴穴）。

【功法作用】

双臂外展，挺胸呼气，祛除气喘、胸闷等，有利于对颈、肩不适的预防和调治。

立足可发展小腿后肌群力量，拉长足底肌肉、韧带，提高平衡能力。

第十二势　折阴

动作一：接上势。左脚向前上步；右掌上举，重心前移，右脚跟提起；目视前方。

动作二:右臂外旋,下落至与肩平,掌心向上;重心后移,目视前方。

动作三:退步收脚,双掌经体侧平举,掌心向上,掌心向前拢气,至体前转掌心斜相对,掌指向前,约与肩同宽;目视双掌。

动作四:身体前俯,转掌指向下拢气;目视双掌。

动作五:双腿屈膝下蹲,随即身体缓缓直立,双掌托气上举至腹前。

动作六:双臂内旋,转掌心向下,双掌下按;两臂垂落于身体两侧;目视前方。

第七至第十二个动作:同地第一至第六个动作,唯方向相反。本势一左一右为一遍,共做两遍。

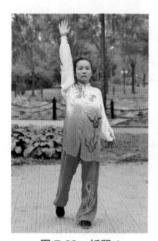

图 7-63 折阴 1

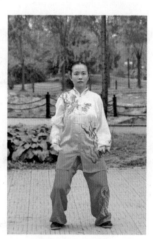

图 7-64 折阴 2

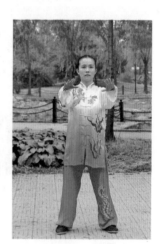

图 7-65 折阴 3

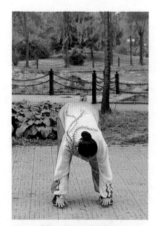

图 7-66 折阴 4

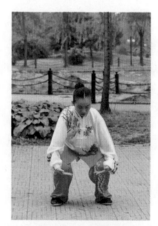

图 7-67 折阴 5

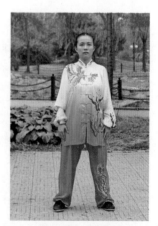

图 7-68 折阴 6

【动作要点】

上步举掌时,拉伸躯干。

两掌沿下肢内侧上行时,意念从脚趾端(大敦穴)经膝关节(曲泉穴)至腹侧(期门穴)。

【功法作用】

手臂伸举旋落,利于对肩部运动不适的预防和调治。

折叠前俯,有效刺激内脏,有利于对脊柱各关节运动不适的预防和调治。

收势

动作一:双臂外旋,双掌经体侧平举,双掌体前合拢,目视前方,调整呼吸。

动作二:双手自然放于体侧,左脚收回成并步。

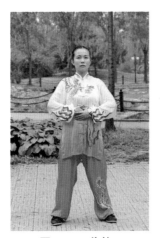 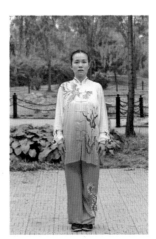

图 7-69　收势 1　　　　　　　图 7-70　收势 2

【动作要点】

双掌体前合拢,身体重心微移。

双掌心对照胸部(膻中穴)、上腹部(中脘穴)、下腹部(神阙穴),然后按掌。

下按时,意想涌泉穴。

【功法作用】

意想涌泉,平和气息;引气归原,静养心神。

大舞

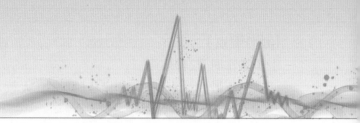

　　"大舞"一词源于南宋罗泌的《路史》,"阴康氏之时,水渎不疏,江不行其原,阴凝而易闭,人既郁于内,腠理滞着而多重腿,得所以利其关节者,乃制为之舞,教人引舞,以利导之,是谓大舞"。汉代《尚书》里有练习"宣导郁瘀""通利关节"的"大舞"或"消肿舞"的描述。从以上可知"舞"与"导"相关,"舞""大舞"都属于"导引"的范畴,具有相同的功能。除了文献记载,还有很多出土的陶器、帛画和古代崖画、壁画上,都出现了"舞"的形态。根据这些依据,可以推断大舞产生时间是唐尧时期,距今有5 000年左右,产生地点是中原地带,水道壅塞、不行其原,自然气候导致了民气郁闭而滞着,筋骨瑟缩不达,是大舞产生的重要原因。利于宣导之"舞"才称为"大舞",它是有意识地、自主地进行身体的活动。

一、大舞功法特点

　　大舞要求:精神放松,气定神敛;呼吸自然,气随形运;刚柔相济,柔和圆润;神韵相随,应律而动。

二、大舞适合心脏康复人群

　　大舞以舞宣导,通利关节;以神领舞,以舞练形;古朴大方,外动内舞;身韵圆和,意气相随;刚柔相济,鼓荡气息。要求精神放松,气定神敛;呼吸自然,气随形运;刚柔相济,柔和圆润;神韵相随,应律而动。适合心脏康复2期和3期的患者。

三、动作讲解

视频8-1　大舞演示(预备势至抻腰势)

预备势

动作一:保持自然站立,下颌微收,头正颈直,竖颈舒胸,周身中正,唇齿合拢,吞尖放平,轻抵上腭,自然呼吸,面带微笑。

动作二:双掌于腹前慢慢上托至膈肌,双掌外展,转掌心斜向上,弧线上举,双臂微屈,目视前上方,配合吸气,动作稍停。

动作三:双臂内收,双掌下按,与肚脐同高,屈膝下蹲,配合呼气,目视前下方。

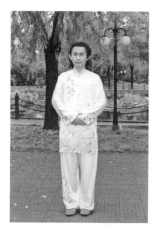 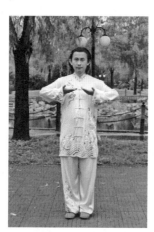 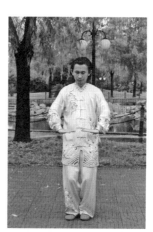

图 8-1　预备势 1　　　　图 8-2　预备势 2　　　　图 8-3　预备势 3

【动作要点】

注意百会上领,周身中正,呼吸自然,松肩虚腋,腰腹放松,尾闾下垂,微微提肛,气沉丹田,心平气和,面带微笑。

【功法作用】

气沉丹田,内安脏腑,外松筋骨,有利于气血运行,精神宁静,心静气屏,气定神敛,有利于心理调节。

第一势　昂首势

动作一:左脚开步,双臂侧起,与肩同高,两掌心向上。

动作二:肘微屈,配合吸气,屈膝下蹲,抬头翘尾,沉肩坠肘,配合呼气。目视前上方,稍停。

动作三:双膝缓缓伸直,下颌回收,躯干伸直,双臂平伸,配合吸气。左脚收回并步,双臂向上环抱,双掌下按,屈膝下蹲,配合呼气,目视前下方。右式与左式动作相同,方向相反。本势动作一左右各做一遍。

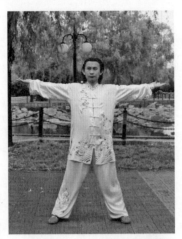

图 8-4　昂首势 1

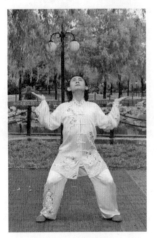

图 8-5　昂首势 2

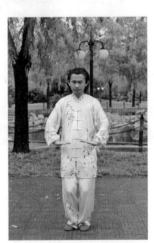

图 8-6　昂首势 3

【动作要点】

做这一势时应注意下蹲脊柱反弓时，以肩胛之间的神道穴为点，左右肩胛、头尾部均向神道穴收敛，可适度挤压，收敛挤压时肩胛稍前，头尾部稍后。下蹲时，要沉肩坠肘、压腕，使腕关节充分伸展。起身直立时，左右肩胛先松开，随之头尾部松开。

【功法作用】

通过脊柱反弓动作，有效牵引椎、肩关节，下蹲和刺激神道穴，增强下肢力量和平衡能力。对脊柱、心、肺有较好的调理。脊柱反弓与伸展胸、腹有利于改善胸、腹腔血液运行。

第二势　开胯势

动作一：左脚向左前方上步，成弓步，双手侧起至头顶前上方。

动作二：右脚上步成丁步，双手下落至额前。

动作三：屈膝下蹲，右腿外旋，臀部左摆，双臂弧形外撑，左臂和肩同高，右臂至右上方，右掌心对玉枕穴，配合呼气，目视左手。

本势动作上两步为一遍，退两步为一遍，动作相同，方向相反，进、退各做一遍。

最后一个左丁步开胯后，左脚开步，与肩同宽，两臂平伸，向上环抱，配合吸气。双掌下按，屈膝下蹲，配合呼气，目视前下方。

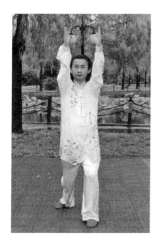 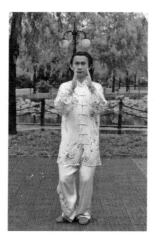 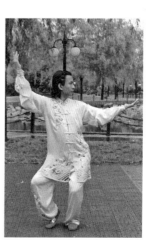

图 8-7　开胯式 1　　　　图 8-8　开胯式 2　　　　图 8-9　开胯式 3

【动作要点】

做这一式时注意，向一侧摆臀时，另一侧腿外旋要充分，双臂展开时肩胛要向左右拉开，臀部左右摆动时，以胁肋部协调引伸，带动尾椎至颈椎逐节拔伸，脊柱侧屈伸时，动作幅度要根据柔韧能力而选择。

【功法作用】

开胯势通过开合、旋转来拉伸肩、髋，起到以大关节带动小关节，以点带面的作用，以通利关节。在开胯势，通过脊柱做侧屈、侧伸、两臂左右伸展，牵引胁肋部，配合大敦穴点地外旋，以起到疏肝理气，疏导气血的作用增强下肢力量与平衡能力。

第三势　抻腰势

动作一：右脚内扣，左脚外展，身体左转，提膝合掌，掌跟与胸同高，左脚尖上翘。

动作二：向左前方蹬出成弓步，目视前上方，双掌向前上方伸出，躯干前倾，下颌回收，上臂贴耳，目视前下方，配合吸气，动作稍停。

动作三：右脚提踵，左膝微伸，手臂向上引伸。

动作四：身体重心后移，左脚翘起，翘臀塌腰，挺胸抬头，双掌收回于胸前，配合呼气。

本势前伸后坐一次为一遍，先左边两遍，后右边两遍。右边第二遍最后一个动时右脚跟内扣，左脚跟内敛，两脚平行，同时，屈膝下蹲，两掌分开下按至肚脐，配合呼气，目视前方。

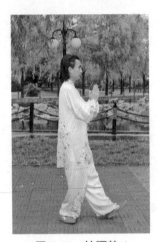

图 8-10　抻腰势 1

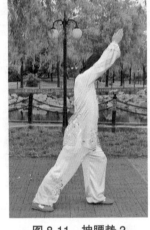

图 8-11　抻腰势 2

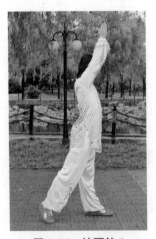

图 8-12　抻腰势 3

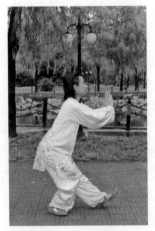

图 8-13　抻腰势 4

【动作要点】

注意合掌时,双掌之间成空心,前抻时,手脚要两头用力,延伸牵引,手臂、躯干、后腿要成一直线,重心向后时,充分翘臀塌腰;上步时,要避免双脚在一条直线上;抻拉时,避免用力与强直用力,要松中有紧,缓慢柔和。

【功法作用】

抻腰势通过手脚两头慢慢持续抻拉,节节引开,抻筋拔骨,打开督脉,调理三焦,促进关节周围肌肉、韧带及软组织的气血运行,塌腰翘尾、挺胸抬头,合掌收回于胸前,调理任督二脉与心肺功能。脊柱的反向牵拉,对颈椎、腰椎和下肢关节有保健与康复效果。

第四势　震体势

视频 8-2　大舞演示(震体势至收势)

动作一:双腿伸直,双臂侧起、平伸,配合吸气,目视前方。

动作二:下蹲成马步,双臂下落,前臂内收,双掌和肚脐同高,配合呼气,目视掌心。

动作三:双手握固,小指到示指依次抓握,收到肚脐两侧,双腿伸直,身体重心右移,左膝上提,脚趾上翘,拳背相靠上提,拳面经耳门提至头顶上方,肘微屈,配合吸气。

动作四:左腿放松下摆,双臂下落,由拳变掌,以合谷穴,轻击胆经。

动作五:双臂顺势侧起,左脚开步,身体右转,带动左臂向前,右臂向后画弧至正中线,两掌心向上握固,配合吸气。

动作六:屈膝下蹲,身体转正,左拳轮轻击下丹田,左拳眼轻击骶骨,配合呼气,目视前下方。

本势一左一右为一遍,共做两遍,动用相同,方向相反。第二遍最后一动时,双腿伸直,双拳变掌侧起,向上环抱,配合吸气,双腿屈膝,双掌下按,与肚脐同高,配合呼气目视前下方。

【动作要点】

注意,提膝抬臂时,向上引腰,提膝的高度因人而异。提膝握固上提,要上下相随。下摆收髋送膝时,力量源于惯性。手臂敲击胆经时,要松肩坠肘引腕。敲击气海与骶骨时要同步,力量来自手臂下落的惯性。

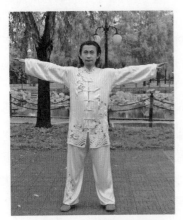

图 8-14　震体势 1

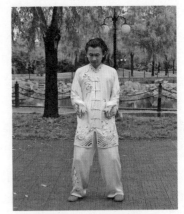

图 8-15　震体势 2

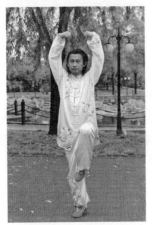

图 8-16　震体势 3

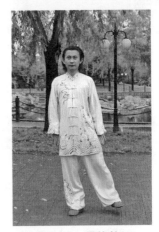

图 8-17　震体势 4

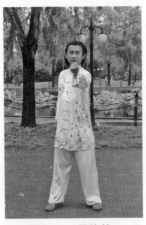

图 8-18　震体势 5

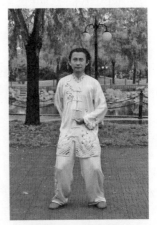

图 8-19　震体势 6

【功法作用】

震体势通过带脉和脊柱旋转增强腰部灵活性,敲击胆经,震荡丹田、鼓荡正气、培补元气,使气有所运,精有所养,血有所行,提高抗病能力。通过躯干、四肢的惯性与自身重力的作用,做被动牵引,伸展关节,使髋关节、膝关节、踝关节牵拉,缓解长期负重引起的损伤。对下肢关节有良好的保健康复。

第五势　揉脊势

动作一:右脚内收成丁步,双臂左摆,目视左手,配合吸气。

动作二:右腿外展,臀向左摆,身体侧屈,左臂摆到右上方,右手到左腋下。

动作三:起身向上向左抡臂,左右开步,右膝微屈,左脚内收成丁步,双臂经左下向右摆,目视右手,同时配合吸气。

动作四:左腿外展,臀向右摆,身体向左侧屈,动作稍停。本势一左一右为一遍,共做两遍。

第二遍最后一动时,左脚开步,双腿伸直,双臂成侧平举,向上环抱,双腿屈膝,双掌下按,与肚脐同高,同时配合呼气,目视前下方。

【动作要点】

应注意起脚和落脚时应轻起轻落,收髋提膝时以腰带动,双臂旋转摆动时,从腰至胸、从肩至手节节引动,手臂起时吸气,落时呼气,动作幅度应因人而异。

【功法作用】

揉脊势动作,脊柱左右侧曲、伸展,增强脊柱关节周围韧带的伸展性、弹

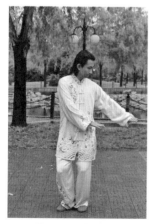

图8-20　揉脊势1

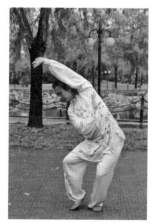

图8-21　揉脊势2

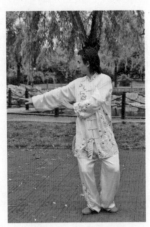
图 8-22　揉脊势 3

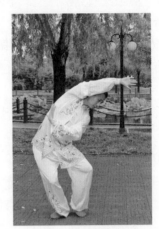
图 8-23　揉脊势 4

性和肌肉力量,维护关节的稳定性。脊柱的侧曲、侧伸和腿的外旋,助于疏理肝气,宣发肺气。

第六势　摆臀势

动作一:从颈椎到尾椎逐节牵引,双掌下按,手背相靠,双腿伸直,提肘转指尖向上,在胸前合掌。

动作二:屈膝下蹲,目视前下方,保持头正颈直。向左前方摆臀推掌,两臂撑圆,配合呼气,目视左前下方。

动作三:臀、臂放松还原至中正,同时配合吸气。

动作四:向右前方摆臀推掌,同时配合呼气,目视右前下方。臀、臂放松还原至中正,配合吸气,目视前下方。

本势摆臀一左一右为一遍,做两遍。尾椎与双掌顺时针画两圈。头正颈直,向左摆臀,双掌左倾,目视左前下方。身体以尾椎为点,顺时针画平圆两圈。双掌以腕为轴,以中指尖为点,顺时针画平圆两圈,目随画圈转势,至第二圈终点时,尾椎及两掌向前至中正线转正。尾椎和两掌逆时针画两圈,动作相同,方向相反。

逆时针画圈最后一动时,双掌分开,手指依次内收,旋腕,向后穿至肩胛骨下,掌心向后,指尖向下,双腿伸直,双掌下推至环跳穴,同时配合吸气。双臂外旋侧起,向上环抱,屈膝,双掌下按,与肚脐同高,配合呼气,目视前下方。

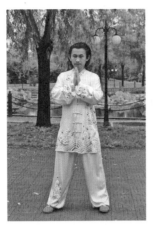

图 8-24　摆臀势 1

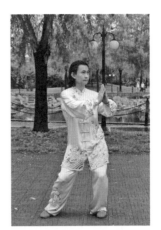

图 8-25　摆臀势 2

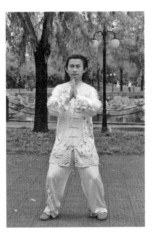

图 8-26　摆臀势 3

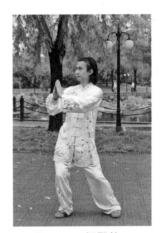

图 8-27　摆臀势 4

【动作要点】

注意向左或向右摆臀时,以尾间为着力点,手与尾椎的方向一致,目随手走,摆臀时,动作幅度由小到大,不可强求。

【功法作用】

通过摆臀动作,以尾椎带动脊柱再带动四肢运动,对脊柱及内脏起到按摩作用,可内安脏腑,增强腰、髋关节的灵活性。合掌旋转,对肩、肘、腕及掌指关节可起到按摩和牵拉作用,调理任冲二脉及带脉。对腰腿劳损有保健、康复作用。

第七势　摩肋势

动作一:双腿伸直,双臂侧起,同时配合吸气,目视前方。

动作二：左脚内扣，身体右转，右脚外展翘起，双臂立方体抢臂，俯身，左掌尖贴右脚尖，右臂至后上举，同时配合呼气，目视前下方。

动作三：右掌收至腋下，掌根沿腋中线推摩，画弧上摆前伸，左掌弧线上提至腋下，右脚后退成左虚步，身体左旋，同时配合呼气，目视右手方向。

动作四：左脚后退，身体右旋，左掌推摩前伸，右掌上提至右腋下，退四步。

第四次退步、摩肋结束时，右脚翘起，身体前倾，左掌下按右脚尖，右臂至后上举。

本势左边退四步，右边退四步，动作相同，方向相反，左右各做一遍。右边最后一动时，左脚内扣，右脚跟内敛，起身转正，带动两臂平伸，然后向上

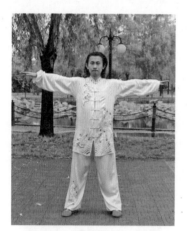

图 8-28　摩肋势 1

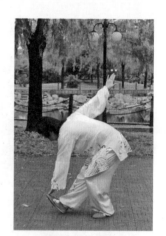

图 8-29　摩肋势 2

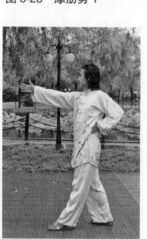

图 8-30　摩肋势 3

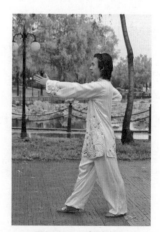

图 8-31　摩肋势 4

环抱,配合吸气,屈膝、两掌下按,与肚脐同高,同时配合呼气,目视前下方。

【动作要点】

注意左右旋转以腰带动胁肋部,推摩要贯穿,连绵不断。本势对身体协调性要求较高。

【功法作用】

通过抡臂、攀足与腿的屈伸,增强肩关节的灵活性与下肢的柔韧性,双手对两胁大包穴的按摩和脊柱的左右拧转,促进肝疏泄和脾运化功能,也可提高身体的协调性。

第八势　飞身势

动作一:左膝提起,双臂侧起,同时配合吸气,目视前方。

动作二:左脚向左前方上步,双臂向前下方下落,同时配合呼气,目视前下方。

动作三:身体重心左移,右膝提起,脚尖向下,双臂侧起,同时配合吸气,目视前方。

动作四:右脚向右前方上步,双臂下落,上四步,动作相同。退步重复以上动作,且先右脚。本势上四步做一遍,退四步做一遍。退步最后一动时,躯干回旋,右臂内旋,左臂外旋至侧平举,两掌心向上。

【动作要点】

注意在身体起伏,上步和退步时,脊柱在前后方向有小幅度蠕动,双臂画弧要连贯、轻松自然,上步、退步要平稳,配合呼吸,双脚并拢后不移动,躯干充分向左或向右旋转时,双臂要上下牵拉旋转,旋转动作以脊柱为中心,

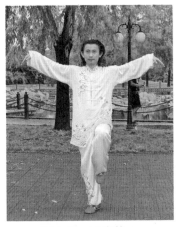

图 8-32　飞身势 1

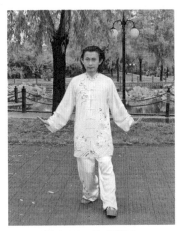

图 8-33　飞身势 2

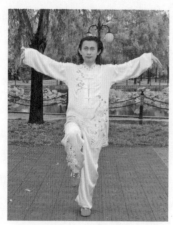

图 8-34　飞身势 3

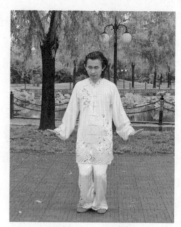

图 8-35　飞身势 4

头要平转,动作舒缓。

【功法作用】

通过双臂带动全身气血升降,脊柱的前后蠕动与左右旋转,牵引三焦、任督二脉、带脉等周身的经络,起到理顺全身气血的作用,为收势做好准备。

胸腹的上提与下落按摩内脏。

脊柱旋转刺激中枢神经和神经根,牵引内脏,有理筋整骨,通络活血。

收势

动作一:双臂向上环抱,同时配合吸气,目视前方。

动作二:双掌下按,膈肌同高时转掌心向内,双掌向下,同时配合呼气,目视前下方。

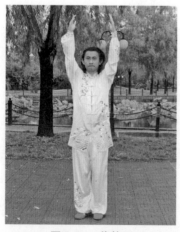

图 8-36　收势 1

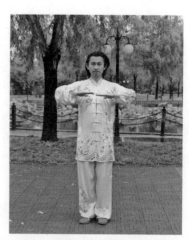

图 8-37　收势 2

本势上抱下按为一遍，共做三遍。第三遍最后一动时，两臂放松，同时自然下落，目视前方。

【动作要点】

注意：手臂环抱，引气归原时，以下丹田为中心，有内敛之势。掌心对下丹田时，动作稍停。动作宜松、柔、自然流畅，心静体松，气定神敛。

【功法作用】

本功法可使练功者收敛心神、引气归原。

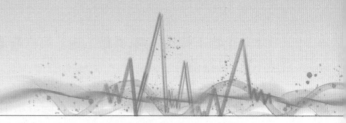

太极养生杖

在我国传统养生气功中,以杖进行身体锻炼的历史悠久。太极养生杖取义"太极"之理念,传承了传统持杖功法的精要,是一套以器械导引肢体运动并配合呼吸、意念调节的功法。太极养生杖取意"太极"阴阳和合、天人合一、内外和谐等传统文化理念,借鉴《导引图》中持杖图像和"以丈(杖)通阴阳"表现功法特征,传承了传统功法。整套动作柔和缓慢,舒展连绵,动静相间,意境优美,意气相随,好学易练,易于心脏病患者习练。

一、太极养生杖特点

1. 以杖导引,形神统一

形,通常指的是形体,包括皮肉、筋骨、脉络、脏腑等;神,指思维活动,包括精神、意念等,是人体生命活动的内在主宰。

外,指身形姿势、肢体动作,还指持杖手法、行杖方法等一切外在表现;内,指呼吸、意念,还指劲力、意境等所有内在活动。

该功法是持器械的导引,运动理念以杖为导,引气运行,养神为先,以形相随。凡动静、开合、屈伸、进退,皆为杖动气起,杖到气至。在杖的上下、左右、前后诸方位的导引中,平心静气,意在气先,精神内守,形与神俱。

2. 腰为轴枢,身械协调

功法在运动过程中强调以腰为轴,进行拧、转、屈、伸的运动,通过腰部动作带动脊柱进行运动。

该功法在练习时,要求松腰、松胯,身形中正、安舒,腰部松、活、灵,以腰的圆转、虚实变化贯穿全身上下,使周身与器械协调统一。如杖向上举,则腰向下松沉,气沉丹田;杖向下落,则竖腰,百会向上虚领;杖画平圆,则腰转如磨盘,以腰带身,以身使臂。体现了以腰为主宰与枢纽的理念。

腰为肾之府,肾为先天之本,正确的腰部运动,配合呼吸、意念,可有效地调补先天,补益后天,扶正培本,使人元气充足,增进健康。

3. 按摩行杖,融为一体

持杖练功,杖引导着肢体动作和呼吸,大幅度抻拉筋骨,起到按摩穴位、经络、脏腑的作用。如两手环握,在持杖运动中对腹部等部位进行摩运,使按摩行杖融为一体,深入刺激相关脏器,则加强了健身气功太极养生杖的健身效用。

该功法既可成套练习,也可专门练习单势或多势。以杖引导肢体,手腕的卷旋、颈椎的屈伸和脊柱的旋转,得以舒筋调脉,促进气血流通,调节阴阳平衡,达到健身、健美、健康的目的。

4. 杖行弧线,圆转四方

杖的运行路线带有弧形,往复衔接,既有平圆与立圆运动,又有前后、上下、左右各方位的运行。

古人认为"天圆地方",并有"以天为法""法于阴阳""如天行健""天动地静""天道有自然之秩序"等说法,所以太极养生杖以柔和、缓慢、连贯的圆周运动为主,在"天人合一"的思想指导下,进行功法锻炼。

5. 两手握杖,相牵相系

杖是手臂的延长,练习者需与杖融为一体。两手握杖,腰为轴枢,相牵相系,带动全身运动。杖引肢体,牵动脏腑,内外相互照应,变化配合,两者相辅相成,相依相靠,相承相接。

二、太极养生杖适合心脏康复分期

太极养生杖运用木杖辅助训练,增加了锻炼的乐趣。本套导引术强调腰、胯的锻炼,通过正确的腰部运动,配合呼吸、意念,可以有效地调补先天,补益后天,扶正培本,使人元气充足,增进健康,适合 3 期心脏康复的患者。

三、动作讲解

 视频 9-1　太极养生杖演示(预备势至艄公摇橹)

预备势

动作一:双脚并步站立、身体保持正直、全身保持放松、左手持杖的下1/3 处,双臂垂于体侧;目光平视,保持松静片刻。

动作二:左脚侧开约与肩同宽,双脚平行站立;左手持杖的下端向内抬起,右手于腹前接握杖,左手滑杖,两手水平环握杖与肩同宽;目视前方。

动作三:轻贴腹部卷杖上提至两乳下,沿腹向下摩运至两臂自然伸直,目视前方。重复第三个动作两遍。

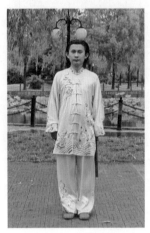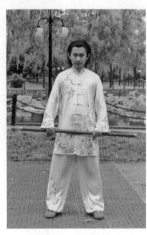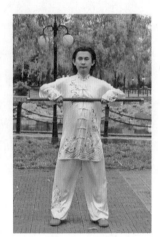

图9-1　预备势1　　　　　图9-2　预备势2　　　　　图9-3　预备势3

第一势　艄公摇橹

动作一:接上势。双腿屈膝下蹲,左脚向左前45°上步,勾脚尖向上足跟着地;身体左转45°,双手卷杖至两乳下,翻腕,屈肘。

动作二:随即左脚落平,重心前移成左弓步,双手夹杖向上、向前、向下弧形摇杖至腰同高;目视杖的方向。

动作三:身体重心后移,右腿屈膝、屈胯,左腿自然伸直,勾脚尖向上,足跟着地。

动作四:腰右转,转正后再向左前45°转,双手环握杖画弧至腹前,卷杖提至两乳下,翻腕;随即左脚落平,重心前移成左弓步与腰同高;目视杖的方向。

右式与左式动作、次数相同,唯左右方向相反。

【动作要点】

弓步时,根据个人身体素质状况选择合适的步幅,因人而异,循序渐进,切勿撅臀。

杖在体前摇转画圆时,上下肢动作配合要协调、自然、流畅。摇杖的幅度在肩、腰之间,向前摇杖肘要随,肩要送,肘关节保持自然微屈;注意百会上领,气息深长。

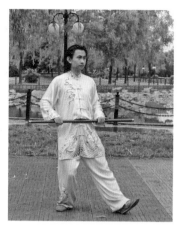

图 9-4　艄公摇橹 1

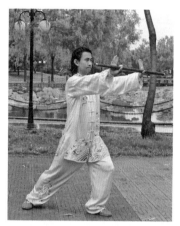

图 9-5　艄公摇橹 2

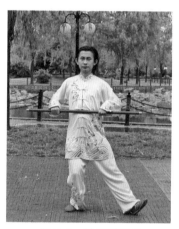

图 9-6　艄公摇橹 3

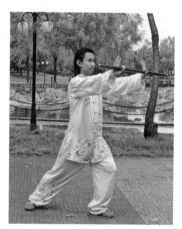

图 9-7　艄公摇橹 4

【功法作用】

手腕有节律地运动,可以刺激腕部的原穴,对手少阴心经、手太阴肺经有一定的刺激、疏导作用,起到养心、安神作用。

有节奏地、柔和地屈伸手腕动作有利于缓解腕部肌肉的过度紧张,减轻因工作、生活造成的腕部周围肌肉或肌腱的劳损。

第二势　轻舟缓行

 视频 9-2　太极养生杖演示(轻舟缓行)

动作一:接上势。双腿屈膝,左脚向前一步,勾脚尖向上,足跟着地;腰右转,两手环握杖由体右侧经后下方向上画圆弧举至头右侧上方,然后右手指舒伸,手心向上贴杖,外旋手腕180°环握。

动作二:重心前移,双膝伸直,左脚落平,右脚脚尖点地;腰向左前45°转,杖向前、向体左侧后下方画圆弧,右手画至左腰侧,似撑船动作。

动作三:身体重心后移,右腿屈膝、屈胯,左腿自然伸直;腰继续左转,杖由体左侧经后下方向上画圆弧举至头左侧上方;右手指舒伸,手心向上贴杖,内旋手腕180°环握。

动作四:左脚经右脚踝内侧向后一步,左腿屈膝、屈胯,右腿自然伸直,勾脚尖向上,足跟着地;腰向右前45°转,杖经体前向体右侧后下方画圆弧,左手画至右腰侧,似撑船动作;目视前方。

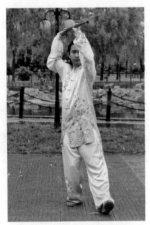

图9-8 轻舟缓行1

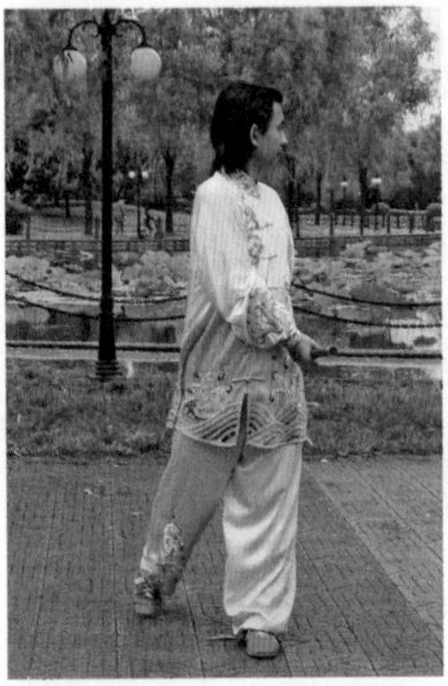

图9-9 轻舟缓行2

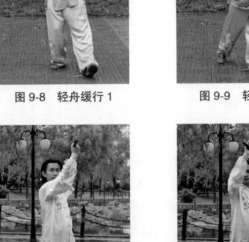

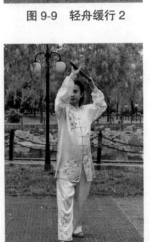

图9-10 轻舟缓行3

图9-11 轻舟缓行4

右式与左式动作相同,唯左右相反。

本势一左一右为一遍,共做两遍。

【动作要点】

杖在体侧画圆弧时,腰自然转动与之相配合,视线随杖变化,呼吸遵循起吸落呼的规律。

撑杖时,以杖向下传递劲力,气沉丹田。

上步、退步时,两脚间距可稍宽一些,待技术熟练以后,下肢平衡能力增强,两脚内侧应站在一条直线上。

有肩关节活动障碍的练习者可单独练习此势并灵活掌握动作幅度和速度。

【功法作用】

画桨撑船,体现手腕的旋转和肩部的圆转运动,加强了对手三阴、手三阳经络的刺激程度,本势有助促进水谷运化,消食导滞。

踝关节的屈伸动作可以加强对足三阴、足三阳经络的刺激程度,有利于疏肝利胆,通调膀胱。

肩部的圆转运动,有利于防治肩周病,缓解肩部病痛。

第三势　风摆荷叶

视频 9-3　太极养生杖演示(风摆荷叶、船夫背纤)

动作一:接上势。左脚侧开,双脚平行,约与肩同宽,双腿微下蹲,双手由环握变为虎口夹持杖,目视右前方。

动作二:腰由右向左前 45° 转,手心向下,腹向左前方画平圆;双腿伸膝站立;双手握杖,卷腕,弧形收杖于腹左侧;目视左前下方。

动作三:双腿不变;腰右转,杖由左向右横向摩运小腹,右手引杖至右肩后方,左手环握杖行至右肋处。

动作四:腰部转正,左右双手分别向右、向左交错画圆,右臂在上、左臂在下交叠于胸前;目视前方。

动作五:双腿伸膝,两脚自然站立;左手握杖经腰前向体左侧后方画平圆,至左脚脚跟后缘向左的延长线上,左手约同腰高,右臂自然伸直,贴于右耳侧,上体成左侧屈,杖斜立,停于体左侧斜后方。

动作六:双手十指伸直,夹持杖,稍停;目视杖的方向;双腿不动;身体保持直立，杖向上弧形举至头上方，直腕，十指向上，双臂自然伸直，目视上方。

动作七：双腿屈膝，杖下落至胸前，再由两乳向下摩运至腹，双手手心向下；收左脚与右脚并拢，并步自然站立，双手环握杖，置于腹前；目视前方。

右式与左式动作相同，唯左右方向相反。

本势一左一右为一遍，共做两遍。

【动作要点】

在动作过程中，双手有环握、夹持等的手法变化，卷腕、旋腕、直腕的动作与之配合。

双手环握杖做水平交错画圆时，注意配合转腰、松肩、伸臂。

杖向体侧画圆成上体侧屈时，在下的手先向体侧画圆引领，高不过腰；

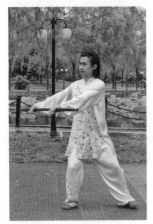

图 9-12　风摆荷叶 1

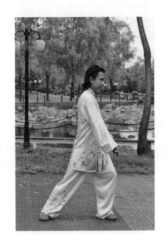

图 9-13　风摆荷叶 2

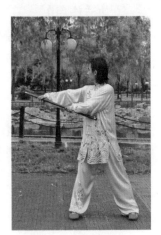

图 9-14　风摆荷叶 3

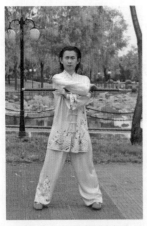

图 9-15　风摆荷叶 4

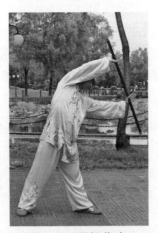

图 9-16　风摆荷叶 5

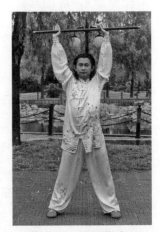

图 9-17　风摆荷叶 6

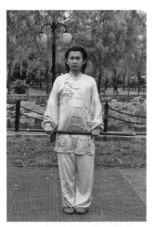

图9-18　风摆荷叶7

在上的手臂伸臂贴耳于头上。双手运动要有前有后、有主有从地引导杖完成动作。

中老年人可减小侧屈动作幅度；青年人的动作要到位，幅度大一些。

根据杖的长短以及自己的身体素质情况，适当调整向侧开步的步幅与重心的高低。

【功法作用】

身体侧屈，有效刺激胆经、冲脉和任督二脉等，有助于疏肝利胆，平抑肝阳，促进气血通畅运行。

脊柱左、右侧屈动作，可预防或调理脊柱生理弯曲不对称、不平衡等现象，避免脊柱在形态上的不良变化。

第四势　船夫背纤

动作一：接上势。左脚向左侧出一步，并让身体左转，屈膝成左弓步；左手引杖端由腹前向体左、向上、向后、向下画圆弧并摩运左肋胁，左手环握杖停于左腰间；右手向下、向前、向上画圆弧至体前；目视左前方。

动作二：身体重心右移，右脚掌向外辗转，左脚内扣，双脚平行，两腿伸膝，保持自然站立。

动作三：右脚外展约90°，左脚跟向左后蹬转，伸膝，屈右膝成弓步；腰向右后拧转，双手环握杖随腰的转动在肩上摩运，立圆转杖近180°按压在肩上；继续向下松沉重心，左手杖侧按压左肩井穴；目视右后方，稍停。

动作四：左手引导杖端经头上，向右肩、右胸下落，右手杖端自然向上画圆弧；重心左移，左脚掌向外辗转，左腿屈膝，右脚内扣，右腿伸膝，身体向左转正,杖经腹向体左侧画圆弧;重心移至右腿(屈膝),左腿伸膝,收左脚与右脚并拢,两腿半蹲,杖向上画圆弧举至头上,变十指尖向上,夹持杖。

动作五:双腿伸直,身体自然站立,杖下落至两乳,向下摩运至腹,双手变环握杖置于腹前;目视前方。

右式与左式动作相同,唯左右方向相反。

本势一左一右为一遍,共做两遍。

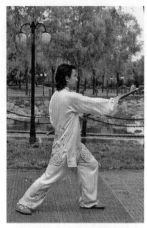
图 9-19　船夫背纤 1

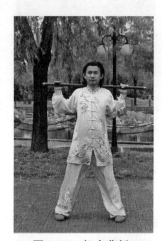
图 9-20　船夫背纤 2

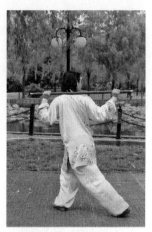
图 9-21　船夫背纤 3

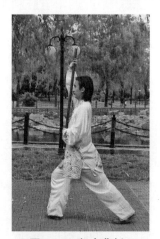
图 9-22　船夫背纤 4

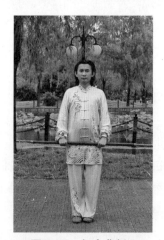
图 9-23　船夫背纤 5

【动作要点】

以左弓步转杖为例。左手环握杖向体左、向上画圆至面前时,左手向杖端稍滑动,双腿伸膝站立,转杖按压至肩上时,右手稍向杖端滑动,双手环握的位置对称。

环握杖向后画圆弧摩运时,手腕配合有卷腕、伸腕动作。

以左弓步拧转腰、转杖为例。腰向左后拧转,左手握杖沿左肩滑动、摩运,杖不离肩,再向左体侧下、向体后画立圆,右手环握杖随之,杖转动近180°。

腰拧转背纤时,以腰带肩,立圆转杖。可以重心稍高,步幅稍小,微转体;待技术熟练以后,身体素质加强,增大步幅,降低重心,使腰部的拧转和腿部蹬伸更充分,上体、下肢形成一条直线,完整地拧劲。

杖在肩部的摩运、按压要柔和。右弓步背纤时,重点按压左肩井穴,左弓步背纤时,则重点按压右肩井穴,上下肢动作和呼吸协调配合。

【功法作用】

有效地刺激大椎穴;用杖按压肩井穴,促进气血运行;有助于祛风散寒、解除颈、肩、背痹痛。

拧腰、伸膝、蹬脚的背纤动作,有效刺激任督二脉,带脉以及足三阴、足三阳经,促进气血运行,强腰固肾;增加腰椎和髋关节的活动幅度,使腰腿部肌群得到充分牵拉,利于腰、腿灵活性与柔韧性。

第五势　神针定海

视频9-4　太极养生杖演示(神针定海)

动作一:接上势。双腿微屈膝,左脚侧开,身体重心向左移动,双脚平行,距离约与肩同宽,随即双腿伸直;左手夹持杖,手心向下,右手腕外旋翻转手心向上托杖,由腹前向左、向上画立圆,举至头上。

动作二:双腿伸直;腰微右转;左手旋杖,夹持杖立于右胸前,右手夹持杖在右斜下方;随即左脚外展90°,右脚向右后蹬转,屈膝成左弓步;向左转体,弧形摆杖立于体前;目视体前方。

动作三:右脚上一步,双脚平行,距离约与肩同宽,双腿屈膝半蹲;左手卷旋环握,杖端向下画弧,左手与腰同高,右手稍向右杖端滑动,杖端向上画圆弧,杖竖立于体前,右手握于杖与眼同高处。

动作四:右手握杖向下滑落杖触及左手;目视前方。

动作五:双腿伸膝,身体自然站立;双手下落至腹前分开,双臂经体侧伸直,右手持杖,杖的下端向后、向上画弧贴于右臂后;左臂外旋向体左前45°上举,手心向上,与头同高。

动作六:随即松胯,微屈膝;左臂屈肘,手掌心向下,经面前按掌至腹前;目视前方。

右式与左式动作相同,唯左右方向相反。

本势一左一右为一遍,共做两遍。

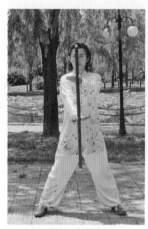
图 9-24　神针定海 1

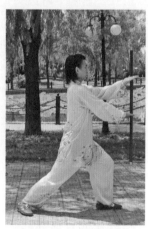
图 9-25　神针定海 2

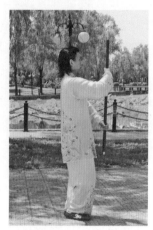
图 9-26　神针定海 3

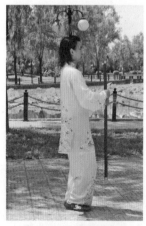
图 9-27　神针定海 4

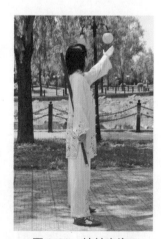
图 9-28　神针定海 5

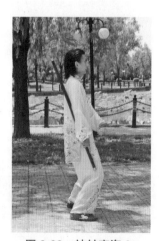
图 9-29　神针定海 6

【动作要点】

呼吸与动作配合。呼吸变得细匀深长,过渡到腹式呼吸。

手臂上举、下按时,松肩,肘关节保持弧形,意念纳天地之精华,归入丹田,静立片刻。

【功法作用】

手腕的旋翻、圆转运动,预防手腕损伤有积极作用。

以杖导引行气,意气相合,想象捧天地泰和之气,由百会贯入丹田,有益于养神,培补和养护元气,提高练功效果。

第六势　金龙绞尾

 视频 9-5　太极养生杖演示(金龙绞尾)

动作一:接上势。右脚内扣,左脚向左后 45° 退一步,右手环握,引导杖端向右前方 45° 伸,左手滑杖至 1/3 端;重心向左腿移动,左脚掌向外碾转,右脚掌向内碾,屈膝成左弓步;同时随向左后转体,杖向上、向体前画立圆至右肩前,与肩同高,左手握杖停于右腋下;目视杖的方向。

动作二:身体重心向右腿移动,右腿屈膝,左腿自然伸直;左手向前、右手向后滑杖,左手环握于杖端,稍高于左肩,右手握杖于右腰间;左脚经右脚后交叉,两腿屈膝下蹲,成高歇步,腰微右转;目视体右前方,稍停。

动作三:身体重心下降,屈膝全蹲成低歇步;腰右转,左手向体右斜前方插杖,杖端独地,左手托杖另一端,右手向左滑杖约至 1/3 处,夹持杖,目视杖端;随即左手搅杖,向下压杖,两手心向下,夹持杖;目视杖。

动作四:双腿伸膝站起,左脚向左侧一步,双脚与肩平宽,自然站立,两手约与肩同宽,环握杖置于腹前;目视前方。

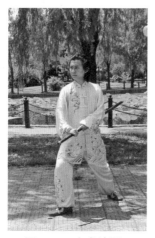

图 9-30　金龙绞尾 1

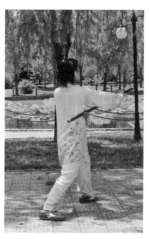

图 9-31　金龙绞尾 2

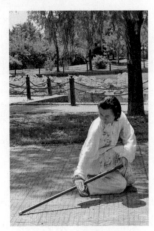

图 9-32　金龙绞尾 3

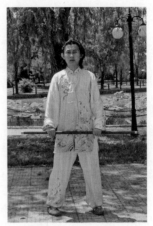

图 9-33　金龙绞尾 4

右式与左式动作相同,唯左右方向相反。

本势一左一右为一遍,共做两遍。

【动作要点】

运动体现阴阳对立统一。杖向身体斜前引伸时,腿则反向后伸;杖由下向上立圆转动时,重心向下松沉。

绞杖时手腕外旋,配合吸气;手腕内旋两手向下压杖时,配合呼气;起身、开步时,配合吸气;一脚与另一脚并拢、站立时,配合呼气。

冠心病等练习者,做低歇步时,选用高位抵压承山穴的高歇步。青年人应做屈膝全蹲的低歇步。老年人身体素质和体质的逐渐增强,可用低歇步。

立圆转动杖时,注意肩要放松,舒伸手臂;两手相向滑杖时,注意手不离杖,杖不离身,沉肩、垂肘。

【功法作用】

高歇步时,后交叉腿膝抵压前小腿后的承山穴,可重点、有效地刺激足太阳膀胱经。因膀胱经与肾经相表里,故此势利于疏导肾水的代谢,有排毒作用。

以腰为轴左右转体,有节奏地刺激了带脉。带脉管束人体上下经脉的通行,有利于全身经脉之气的调畅。

低歇步对下肢柔韧、平衡、力量控制能力提出了更高要求。此势有利于加强中老年人下肢肌肉的力量,提高平衡能力,对减少小腿肌肉痉挛有一定作用。

第七势　探海寻宝

视频 9-6　太极养生杖演示（探海寻宝）

动作一：接上势。左脚侧开，双脚平行，距离约与肩同宽，身体自然站立；双臂向体前平举杖至与肩同高，随即坐腕、屈肘，收杖于两乳下，卷杖沿腹向下摩运至脚，上体随之前屈，手臂自然伸直；目随杖走。

动作二：双膝微屈再伸，重心向左移动偏于左腿；向左转体，转头，弧形向上举杖，右手停于左肩处，目视杖的上端。

动作三：重心右移，双膝微屈，身体右转成体前屈，微弓背，杖落于两脚前，目随杖走。双膝伸直；塌腰，双臂自然向下松垂，抬头，吸气，稍停，随即呼气；目视前方。

动作四：头向上领起，身体保持直立，卷杖沿两腿前向上摩运至两乳下；收左脚与右脚并拢，双腿由屈到伸，自然站立；杖向下摩运至腹，双臂自然伸直；目视前方。

右势与左势动作相同，唯左右方向相反。

本势一左一右为一遍，共做两遍。

【动作要点】

双臂向前平举杖，双肩松沉，虚腋；收杖于胸前，由手、腕、肘，依次连贯屈曲变化完成动作。

身体前屈、向左转体举杖时，左手引领杖，右手随之；身体右转，体前屈，

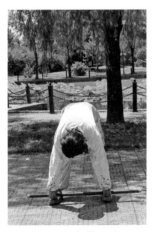

图 9-34　探海寻宝 1

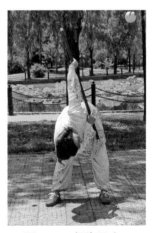

图 9-35　探海寻宝 2

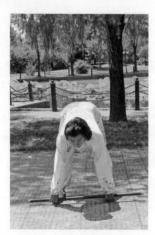
图 9-36 探海寻宝 3

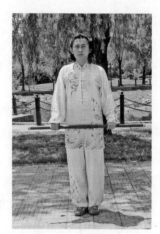
图 9-37 探海寻宝 4

下落杖时,右手下沉,左手随之。反之亦然。

呼吸要匀细,与动作配合协调,以腹式呼吸为主。

前屈俯身不要太低,以没有憋气或没有胸腹压迫感为好;两膝伸直,呼吸顺畅。

【功法作用】

左右转体、转头以及体前屈的抬头、塌腰,刺激任督二脉与带脉,加强气血流通,调补先天,补益后天,强腰固肾,达到健身目的。

双膝伸直、俯身前屈、塌腰,有效拉伸大腿后部肌群,提高下肢柔韧性,有利于缓解腰背部肌肉的疲劳与肌紧张。

第八势　气归丹田

视频 9-7　太极养生杖演示(气归丹田至收势)

动作一:接上势。左手伸指,手心向下贴杖,外旋手腕,夹持,杖垂直,双臂分开,垂于身体两侧;左脚侧开,双脚平行,距离约与肩同宽,身体自然站立;目视前方。

动作二:双腿屈膝半蹲;双臂由体侧向腹前合抱,双手合抱于腹前,双掌心向内,十指相对,约距 10cm;目视前方,稍停。

动作三:双腿伸膝,身体自然站直;双手向丹田处收拢,双臂分开垂于体侧;目视前方。

重复第二个动作、第三个动作两遍。

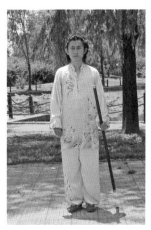

图 9-38　气归丹田 1

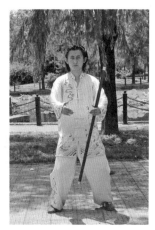

图 9-39　气归丹田 2

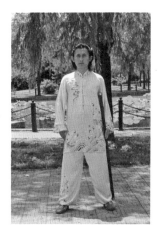

图 9-40　气归丹田 3

【动作要点】

双掌合抱向丹田处收拢,双手距丹田约 10cm,双臂分开。

【功法作用】

以意行气,引气回收,培补丹田,增补元气。

收势

接上势,稍停,随即左脚与右脚并拢,身体自然站立;目视前方,稍停。

【动作要点】

站立时松腰、敛臀、虚腋,双肩松沉,身体保持中正,自然放松,意念人与天地交流乐融融。

配合深长细匀的腹式呼吸。呼吸深长的程度因人而异,顺其自然。

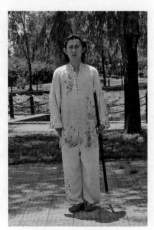

图 9-41　收势 1

【功法作用】

身心调节到最佳的放松和平衡状态。

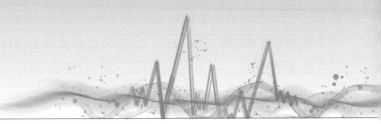

参考文献

1. 杨红光,魏真.立式八段锦发展演变历程探究[J].西安体育学院学报,2013,03:315-320.

2. 包来发.八段锦简史[J].中医文献杂志,2001,02:37-39.

3. 王炎炎.健身气功八段锦的经络健身原理探索和实验研究[D].扬州大学,2015.

4. 程自银.站式八段锦与坐式八段锦的临床应用体会[J].浙江中医药大学学报,2012,11:1210.

5. 李亚红.锦绣生命秘诀——立式八段锦与坐式八段锦[J].中华养生保健,2001,07:28-30.

6. 吴皓.适合体弱者的坐式八段锦[J].抗癌之窗,2010,03:51-53.

7. 吕嘉轩,张琳,张洁心,等.《遵生八笺》所载导引法坐式的养生作用浅释[A].世界医学气功学会.世界医学气功学会第九届学术交流会议论文集[C].世界医学气功学会,2016:5.

8. 赵向丽.六字诀发展演变的研究[D].福建师范大学,2012.

9. 杨慧馨.中老年人太极拳健身运动处方研究[D].上海体育学院,2011.

10. 健身气功社会体育指导员培训教材/国家体育总局健身气功管理中心[M].北京:人民体育出版社,2007.

11. 李东红,高爽,张玮,等."动则生阳"理论指导青少年颈型颈椎病的治疗[J].长春中医药大学学报,2015,02:313-315.

12. 李玉环.中医导引历史发展概要[A].中国医学气功学会.中国医学气功学会第四届理事会 2010 年年会暨医学气功学术研讨会论文集[C].中国医学气功学会,2010:3.

13. 魏宁.气功分类综述[J].体育科学研究,1992,02:70-72+76.

14. 傅文录.从人类对火的依赖溯扶阳理论渊源[J].河南中医,2011,01:25-27.

15. 申斌.郑钦安学术思想研究[D].北京中医药大学,2008.

16. 吴晶晶."气功"概念之研究[D].扬州大学,2015.

17. 张鹏超.健身气功练习对大学生呼吸机能及能量代谢的影响[D].上海体育学院,2013.

18. 黄雯,胡微.健身气功三调锻炼的身心境界研究[J].科学中国人,2016,26:143+145.

19. 任建坤,牛胜利.天人合一理论对养生导引法的探析[A].中国医学气功学会.中国医学气功学会 2012 年学术研讨会论文集[C].中国医学气功学会,2012:4.

20. 任传兴.气功与阴阳学说[J].中国气功,2000,04:22-24.

21. 常德胜,魏胜敏.传统导引养生术对中老年人心理效应的实验研究[J].学术交流,2013,S1:63-64.

22. 林明欣,朱章志,吕英,等.再探中医学"圆运动"规律[J].中华中医药杂志,2013,05:1516-1519.

08检